大学实验系列

U0292925

# 医学物理实验

## （第 2 版）

主编　侯宪春　白金泉　王林琳
主审　王志林

哈尔滨工程大学出版社
Harbin Engineering University Press

## 内容简介

　　本教材系统地介绍了物理实验的基本方法、基本技能及误差理论,适当增加了与医学关系密切的新内容,突出了与医学结合较紧密的基础物理实验方法和新开发的仪器的使用,为培养医学类学生的创新能力提供了教学条件。书中各实验都有明确的目的和要求,并有简明扼要的实验原理和操作步骤,对数据的处理和误差的计算做出了严格的规定,这不仅有利于学生自学,还有利于培养学生独立思考、分析和解决实际问题的能力。考虑到实验设备的实际情况,编者在本教材编写过程中对实验内容进行了一定的取舍。

　　本教材主要供临床医学、儿科、口腔、卫生、卫生检验、医学检验、预防医学、护理、康复、中医、药学、制药等专业使用,也可供中等卫生学校的师生参考。

**图书在版编目(CIP)数据**

　　医学物理实验 / 侯宪春,白金泉,王林琳主编. ——
2版. ——哈尔滨:哈尔滨工程大学出版社,2018.7(2019.1 重印)
　　ISBN 978 – 7 – 5661 – 2019 – 9

　　Ⅰ. ①医… Ⅱ. ①侯… ②白… ③王… Ⅲ. ①医用物
理学 – 实验 – 医学院校 – 教材　Ⅳ. ①R312 – 33

　　中国版本图书馆 CIP 数据核字(2018)第 151927 号

选题策划　宗盼盼
责任编辑　张忠远　宗盼盼
封面设计　张骏

出版发行　哈尔滨工程大学出版社
社　　址　哈尔滨市南岗区南通大街 145 号
邮政编码　150001
发行电话　0451 – 82519328
传　　真　0451 – 82519699
经　　销　新华书店
印　　刷　黑龙江龙江传媒有限责任公司
开　　本　787mm×1 092mm　1/16
印　　张　11
字　　数　301 千字
版　　次　2018 年 7 月第 2 版
印　　次　2019 年 1 月第 2 次印刷
定　　价　28.00 元
http://www.hrbeupress.com
E-mail:heupress@ hrbeu. edu. cn

# 前　言

　　本教材是在近十几年来医学物理实验教学实践和教学改革的基础上,根据教育部课程指导委员会制定的物理实验教学基本要求,在原有实验教材的基础上,经过提炼和筛选重新编写的供医学类学生使用的医学物理实验教材。

　　物理学的研究方法包括观察、实验、假说和理论等基本环节,其理论体系的最终建立和不断修正、发展都是建立在不断深入的科学实验基础上的。物理实验,使医学学生受到较为系统的科学实验基本方法和实验技能的训练,这是培养高素质医学人才,尤其是培养高素质研究型人才的基本要求。

　　物理学是一门实验科学,物理实验教学与物理理论教学具有同等重要的地位。物理实验是对学生进行科学实验基本训练的一门独立的必修通识基础实验课程,是学生进入大学后接受系统实验方法和实验技能训练的开端,是培养和提高学生科学实验素质、丰富实验设计思想、进行实验方法培养和实验创新意识训练的重要基础。

　　近三十年来,现代物理学原理和技术在临床医学中的广泛应用已使现代医学的诊断治疗手段产生了革命性变革。医学物理实验的内容也应该反映现代医学方法和技术手段。因此,结合我校长期医学物理实验改革的实践和今后医学专业物理实验教学改革的方向,并根据医学教育的特点,我校要系统改革医学物理实验体系,重点培养学生的创新性和实践能力。本教材在确保物理实验的基础性的同时强调了物理学在医学中的应用,形成了针对性较强而又不失基础性的医学物理实验体系。

　　参与本教材编写工作的有侯宪春(第2章、第3章、第6章、第7章)、白金泉(第1章、第4章)、王林琳(第5章)。全书由侯宪春负责统稿和定稿,由王志林负责审阅。

　　一本实验教材的形成,凝聚着全体任课教师和实验技术人员长期共同努力的心血。在本教材的编写过程中,编者也学习和借鉴了一些兄弟院校教学改革中值得推广的做法,在此一并致以谢意。

　　由于编者的水平有限,书中难免存在不妥和错误之处,恳请读者批评指正。

编　者

2018 年 5 月

# 目　　录

# 第1章 绪 论

## 1.1 物理实验课的作用

物理学是研究物质运动一般规律的科学,物理学课程的作用在于使学生对全面的、系统的有关物质运动的物理概念和物理图像有正确的理解,同时培养和训练学生的物理思维能力。物理学又是一门以实验为基础的学科,物理实验不仅是建立物理理论的源泉,而且还是物理理论、物理学说的检验标准。科学实验与生产实践和自然现象的不同在于:实验能在一定条件下再现某一自然现象,让人们有时间和机会去研究现象发生的原因和规律;实验能把复杂的自然现象分解成若干简单的现象,以进行个别的和综合的研究;实验还可以实现对研究对象的人为控制,以及对现象进行比较和分析。总之,从一定意义上讲,没有科学实验,就不会有今天科学技术的快速发展。

20世纪50年代以前,世界各国对物理实验课作用的认识,还停留在"物理实验课程是物理学课程教学的一个环节"。直到20世纪60年代初,人们才逐渐认识到科学实验在尖端技术发展中的地位,从而以"新物理运动"为出发点,发动了"国防教育"改革浪潮。该改革浪潮明确提出了"加强基础理论教学与加强基础实验教学并重"的观点,于是物理实验教学脱离了物理理论教学而单独开设,并从实验课程的特有规律出发强调实验方法、实验素质的训练。实践证明,物理实验课程在培养学生独立地从事科学技术工作的能力、理论联系实际的分析、综合能力与思维和表达能力等方面均具有独特的优势。所以说,物理实验这门课程与物理理论课程既有密切的联系,又有很大的区别,它不仅仅是向学生传授知识和技能,而且更重要的是培养学生开拓性研究的能力。在科学研究中,常常是实验中的某些物理现象为我们提供了种种线索,而要从这些线索中做出独特的判断,还需要有丰富的想象力去对蕴藏在所有线索后面的令人惊讶的简单而又非常奇特的图像进行猜测,然后再用实验手段来验证这种猜测的正确性。这个想象过程是很难的,又是最具挑战性的。因而,一个物理学家不仅要进行实验,还要去想象、推演和猜测,也就是假设。所以在物理实验课教学过程中,同学们要认识到从事科学实验和动手能力的形成是以实验的基本知识、基本方法、基本技能的熟练掌握为基础的,还要注意到创造性地从事科学实验更需要物理思维能力,因此要求学生主动地寻求和接受这方面的训练与培养。此外,平时还要养成良好的实验素养,比如良好的观察习惯和正确的记录数据的方法,以及对实验结果的分析与思考,等等。

## 1.2 医学物理实验的教学目的

医学物理实验是医学物理学的重要组成部分,是学好医学物理的基础。医学物理学中力学、声学、热学、电磁学、光学、电子学及原子学的实验技术与方法为医学研究及临床诊断和治疗提供了重要手段,因而医学物理学实验是医学学生的必修课程。一个国家、一个医院医疗水平的高低,在很大程度上取决于医疗设备的现代化和医疗技术手段的先进性,医学物理学的理论与实验是它们的基础。

医学物理实验的教学目的如下:

(1)使学生系统地学习和掌握物理量的测量方法,培养和训练学生进行科学实验的基本技术和技能,使学生学会正确处理实验数据和分析实验结果;

(2)使学生能够正确掌握物理仪器的使用方法,为进一步掌握复杂的医疗仪器的使用方法打下良好的基础;

(3)通过对物理现象的细致观察和对物理量的精确测量,学生加深对物理现象及其规律的理解,会验证某些重要的物理定律,学会与医学有关的物理量的测量方法;

(4)培养学生实事求是的科学作风和严肃认真的工作态度。

# 1.3　医学物理学实验课的要求

## 1. 课前认真预习

(1)实验课前必须认真阅读医学物理实验教材,了解本次实验的目的、原理、实验仪器、测量的项目、实验步骤、注意事项、预习提要和思考题。

(2)在充分预习的基础上,画好数据记录表格。

## 2. 实验中正确操作

(1)先学习实验室规则,再进行操作。

(2)按操作程序把仪器调节至正常使用状态。正确选择量程,计算好该量程下仪器的精密度。

(3)对于电学、电子学实验,必须执行电学、电子学操作规程。

(4)按照实验步骤和注意事项操作。每步操作必须目的明确,不盲目操作,实验过程中发现异常现象及时向指导教师报告,不得自行处理。

(5)及时认真地记录原始数据,如记录的数据有误,不应在原数据上改写,应将有误数据打上"×"后,在旁边记下正确的数据。测量完毕后请指导教师检查数据,合格后方可停止实验,并请指导教师签字。

## 3. 写好实验报告

实验报告的具体内容如下:

(1)实验日期及实验题目;

(2)实验目的;

(3)实验仪器及其有关的器件(仪器应写出型号,元器件应写出全称及其标值);

(4)简述实验原理、实验方法及步骤,并画出电路图;

(5)完成测量数据表格及图线、图表等;

(6)实验结果的表示及其讨论;

(7)附有指导教师签字的原始数据。

**4. 遵守实验室规则**

参加实验人员必须严格遵守以下实验室规则：

（1）保持实验室内肃静和整洁，指导教师和学生一律穿白色工作服进入实验室。

（2）实验前根据指导教师的讲述或实验书上的说明检查仪器、元器件，如有缺损应立即向指导教师报告。

（3）未了解仪器性能之前切勿动手操作，使用仪器时必须严格遵守操作规程，未经教师允许，学生禁止拆卸仪器，或做与本实验内容无关的实验。

（4）使用消耗品时要注意节约。

（5）实验完毕，要清理仪器及元器件，填写仪器使用登记表；关闭电源和水阀门，做好卫生工作。

（6）如有仪器损坏或器材丢失，按情节轻重，相关责任者需赔偿损失并上交书面检查。

# 第2章 测量误差、数据处理及不确定度

## 2.1 测量与误差

### 1. 测量及其分类

物理实验包括两个重要的方面:一是对物理现象的细致观察,二是对物理量的精确测量。观察是对现象的定性了解,测量是定量的研究。测量是物理实验的基础。研究物理现象、了解物质特性、验证物理原理都要进行测量。

所谓测量就是将待测量与规定的同类标准单位量相比较,在允许的误差范围内测得该待测量的大小。例如,长度的单位是米(m)、厘米(cm)和毫米(mm)等;质量的单位是千克(kg)、克(g)和毫克(mg)等;电流的单位是安培(A)、毫安(mA)和微安(μA)等;时间的单位是秒(s)、毫秒(ms)和微秒(μs)等。每一个测量值都是由数值(倍数)与单位构成的。

根据获得测量结果的方法不同,测量可分为直接测量和间接测量。直接测量是指某些待测量的测量结果可直接从仪器上读出。例如,用米尺测量物体的长度,用天平和砝码测量物体的质量,用电流计测量线路中的电流,用秒表测量时间等都是直接测量。间接测量是指许多待测量往往不能直接测得,需要在直接测量的基础上,利用直接测量的量与待测量之间的已知函数关系进行运算,从而得到该待测量的测量结果。例如,测量球体的体积时,先直接测量球体的直径 $d$,再经公式 $V = \pi d^3/6$ 计算出球体的体积。

根据测量条件的差异,测量又可分为等精度测量和非等精度测量。实验中对同一待测量,用同一仪器(或精度相同的仪器),在同一条件下进行的各次测量是等精度测量,否则是非等精度测量。等精度的各个测得量的可靠程度是相同的,因此,只有等精度测量才能进行误差计算。

直接测量的数据是从仪器上直接读取的,因此将直接测量的数据称为读数或原始数据,它是测量的原始依据。在实验中,原始数据必须边测量边记录,不得事后补记。原始数据必须经指导教师检查核实且签字后方可生效。

间接测量的数据是通过对直接测量的原始数据进行某种数学运算得到的,因此有时把间接测量的数据叫作得数。

### 2. 测量的误差及其分类

任何一个待测量在一定的条件下都存在确定的客观真实值,这个值称为该待测量的"真值"。实际测得的量称为测量值。任何测量仪器、测量方法、测量环境、测量者的观察能力等都不能做到绝对准确,因此测得的结果只能准确到一定的程度,不能认为测量的结果就是它的真值。真值是不可能被确切测得的。

测量误差就是测量值与真值之间的差值。实验证明:测量结果都有误差,误差自始至终

存在于一切科学实验和测量的过程中。

在实验中，每使用一种仪器，进行一次测量，都会引入误差。测量一个物理量用的仪器越多，引入的误差就越多，因此，分析测量中可能产生的误差，应尽可能消除或减少其影响。对测量结果中未能消除的误差做出估算，是物理实验和许多科学实验中必不可少的工作。为此，我们必须了解误差的概念、特性、产生的原因和估算方法等有关知识。

测量误差的来源是多方面的，就其性质而言可分为系统误差和偶然误差。

（1）系统误差

在一定的测量条件下做多次重复测量，误差的数值和正负号有较明显的规律，这种误差称为系统误差，又称为恒定误差。系统误差主要是由于仪器本身的缺陷或没有按规定条件使用仪器（如天平臂长不相等，砝码的质量不准，仪器零点未校准等）；定理或公式本身不够严密或实验方法粗糙；实验者技术不够熟练或有不良习惯，使测量值总是有规律地朝某一方向偏离真值而产生的。系统误差可以通过校准仪器、改进实验装置和实验方法或对测量结果进行理论上的修正加以消除或尽可能减小。

（2）偶然误差

偶然误差又称为随机误差，是指在一定的测量条件下，做多次重复的测量，误差出现的数值和正负号没有明显规律。这种误差是由许多不可预测的偶然因素造成的，例如，测量时外界温度、湿度的微小起伏，空间电磁场的干扰，不规则的机械振动和电压的随机波动等，使实验过程中的物理现象和仪器的性能时刻发生有涨落的变化。偶然误差的出现，就某一次测量值来说是没有规律的，其大小和方向都是不能预知的；但对一个量进行足够的多次测量时，则会发现它们的偶然误差是按一定的统计规律分布的，并且正、负误差出现的机会是相等的。因此，增加重复测量的次数可以减小偶然误差，但是偶然误差是不可能被消除的。

必须强调的是，误差与测量中的错误是根本不同的概念。测量中的错误是由于实验者粗心大意，在测量、记录或计算时读错、记错、算错或实验设计错误、操作不当等造成的。测量中的错误不是误差，它完全可以且必须避免。

**3. 对测量结果的评价**

测量结果主要用正确度、精密度、精确度三者之间的关系进行评价。

测量结果的正确度与精密度分别是对两类不同性质的系统误差和偶然误差的描述。从测量中可以知道，系统误差越大，被测量的测量结果对其真值的偏差也越大。通常将系统误差的大小作为反映正确度高低的定量指标。另一方面，对同一被测量做多次重复测量，各测量值之间的接近程度被用于对测量值精密度进行描述。因此，在测量中偶然误差越大，则多次重复测量同一被测量所得的各次测量值之间的偏离也越大，即越分散，表明测量值的精密度越低，可见偶然误差可以作为反映精密度高低的定量指标。

精确度又称为精度，被用来描述测量结果与真值的接近程度。只有当系统误差和偶然误差都小时才能认为精确度高。精确度描述对同一被测量做多次重复测量时，所有测量值对其真值的接近程度以及各测量值之间的接近程度。

正确度、精密度和精确度三者之间的关系，可以以打靶时弹着点的分布情况来说明，如图 2.1 所示。图 2.1（a）表示精密度高，即偶然误差小，但是位置不正，所有击中点均离靶心较远，即有一较大的系统误差，正确度低；图 2.1（b）表示的精密度不如图 2.1（a），击中点较

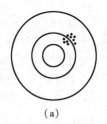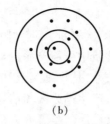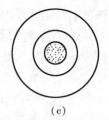

(a)　　　　　　　　(b)　　　　　　　　(c)

**图 2.1　打靶时弹着点分布情况图**

分散,但正确度较图 2.1(a)高,即系统误差较图 2.1(a)小;图 2.1(c)表示精密度和正确度都高,偶然误差和系统误差均较小,精确度高。

## 2.2　系统误差的修正

在许多情况下,系统误差是影响测量结果精确度的主要因素,然而它常常表现得不明显,因此,找出系统误差,设法修正或消除其影响,是误差分析的一项重要内容。

系统误差的表现各式各样,必须认真分析测量原理、仪器及装置的配置、仪器调整和使用的方法、测量条件的选择以及环境因素等与实验全过程都有关的各个环节,采用合适的手段去消除系统误差对测量结果的影响。

下面简单介绍几种修正系统误差的方法:

(1)对理论公式进行适当的修正。

(2)严格遵守仪器、装置的调节要求和使用条件。

(3)采用特殊的测量方法,例如,用复称法消除天平臂长不相等所引起的误差;用电桥测电阻时,采用比较法,用标准电阻代替待测电阻使电桥重新达到平衡,这时标准电阻的数值就是待测电阻值,这样可避免桥臂的系统误差;分光计采用对称法以消除偏心误差。

上面只介绍了几种较简单的分析、修正系统误差的方法,但系统误差问题往往都是很复杂的,解决它的方法也是多种多样的,应该在实际工作中不断地学习和研究。

## 2.3　偶然误差的估计及测量结果的表示

现在我们假定在没有系统误差存在的情况下讨论偶然误差问题。

直接测量和间接测量都有误差。间接测量的数据依赖于直接测量,直接测量的误差也必然影响间接测量的误差,二者之间必然存在一定的联系。我们首先讨论直接测量的误差,接着再讨论间接测量的误差,最后介绍测量结果的表示法。误差的表示方法有两种:一种是绝对误差,另一种是相对误差,二者存在一定的联系。

**1. 直接测量的误差**

(1)单次直接测量偶然误差的估计

实际工作中,有时测量不能重复,有时不需要精确测量,我们可采取单次测量并估计误差。估计误差要根据仪器上注明误差以及测量条件来确定,没有注明的仪器,可取仪器最小分度的一半作为单次测量误差。例如,用米尺测量物体的长度,最小分度为 1 mm,误差可取 0.5 mm。从教学角度看,只做单次测量的误差值,可根据各实验的不同情况以及在实验中学生实验水平的高低来具体对待。

（2）多次测量偶然误差的估计

①以算术平均值代表测量结果

在测量次数足够多的情况下,偶然误差服从统计规律,测量值比真值大的概率和测量值比真值小的概率几乎相等。在操作方法正确的情况下,各次测量的结果都应在真值附近。

设被测量的真值为 $n$,测量次数为 $K$,各次测量值分别为 $N_1,N_2,\cdots,N_K$,则各次测量值与真值的差分别为

$$\Delta n_1 = N_1 - n,\Delta n_2 = N_2 - n,\cdots,\Delta n_K = N_K - n$$

根据前面的分析,这些差值有正有负,在测量次数足够多的情况下

$$\lim_{K\to\infty}\Delta n_1 + \Delta n_2 + \cdots + \Delta n_K = 0 \tag{2.1}$$

则可得

$$n = \lim_{K\to\infty}\frac{N_1 + N_2 + \cdots + N_K}{K} \tag{2.2}$$

式（2.2）表明,无限多次测量结果的平均值等于真值。

在实际测量中,实验次数总是有限的,则式（2.1）不等于零,算术平均值也不等于真值,但接近于真值,测量的次数越多,就越接近于真值。算术平均值用 $\overline{N}$ 表示,即

$$\overline{N} = \sum_{i=1}^{K}\frac{N_i}{K} = \frac{1}{K}(N_1 + N_2 + \cdots + N_K) \tag{2.3}$$

②标准偏差

根据误差的定义可知,由于真值不能确定,那么误差也只能估计。估计偶然误差的方法有很多种,最通用的是用标准偏差来表示偶然误差。

设对某一物理量在测量条件相同的情况下进行 $K$ 次无明显系统误差的独立测量,我们用被测量的算术平均值来表示测量结果,测量值 $N_i$ 与算术平均值 $\overline{N}$ 之差称为残差,即

$$\Delta N_i = N_i - \overline{N}\quad(i = 1,2,\cdots,K) \tag{2.4}$$

显然这些残差有正有负,有大有小。常用"均方根"法对它们进行统计,得到的结果就是单个测量值的标准偏差,用 $\sigma$ 表示,即

$$\sigma = \sqrt{\frac{\sum_{i=1}^{K}(N_i - \overline{N})^2}{K - 1}} \tag{2.5}$$

上述标准偏差又称为测量列的标准偏差,主要强调由一列测量值求出的标准偏差,用来估计一个测量值的误差情况,而且对测量值中的任何一个值都一样。

$K$ 次测量结果的平均值 $\overline{N}$ 的标准偏差为 $\sigma_{\overline{N}}$,即

$$\sigma_{\overline{N}} = \frac{\sigma}{\sqrt{K}} = \sqrt{\frac{\sum_{i=1}^{K}(N_i - \overline{N})^2}{K(K - 1)}} \tag{2.6}$$

式(2.6)表示多次测量减小了偶然误差。

③算术平均误差

还有一种偶然误差的估计方法就是算术平均误差,其表示方法为

$$\delta_N = \frac{1}{n} \sum_{i=1}^{K} |\delta_{N_i}| \tag{2.7}$$

式中,$\delta_{N_i} = N_i - \overline{N}$。

算术平均误差常用于误差分析、实验设计或做粗略的误差计算。

**2. 间接测量的误差**

在很多实验中,我们进行的测量都是间接测量。间接测量结果是由直接测量结果根据一定的数学公式计算出来的,因此直接测量结果的误差必然会影响到间接测量结果,这种影响的大小也可以由相应的数学公式计算出来。表达各直接测量结果的误差与间接测量结果的误差之间的关系式称为误差传递公式。

(1)误差传递的基本公式

设间接测得量的数学表达式为

$$N = f(x, y, z, \cdots) \tag{2.8}$$

式中,$x, y, z, \cdots$为独立的物理量(直接测得量)。对式(2.8)求全微分,有

$$dN = \frac{\partial f}{\partial x}dx + \frac{\partial f}{\partial y}dy + \frac{\partial f}{\partial z}dz + \cdots \tag{2.9}$$

式(2.9)表示当$x, y, z, \cdots$有微小改变$dx, dy, dz, \cdots$时,$N$就改变$dN$。通常误差远小于测量值,把$dx, dy, dz, \cdots, dN$看作误差。

把式(2.8)取对数后,再求全微分,有

$$\ln N = \ln f(x, y, z, \cdots) \tag{2.10}$$

$$\frac{dN}{N} = \frac{\partial \ln f}{\partial x}dx + \frac{\partial \ln f}{\partial y}dy + \frac{\partial \ln f}{\partial z}dz + \cdots \tag{2.11}$$

式(2.9)和式(2.11)就是误差传递的基本公式。式(2.9)中的$\frac{\partial f}{\partial x}dx, \frac{\partial f}{\partial y}dy, \frac{\partial f}{\partial z}dz, \cdots$及式(2.11)中的$\frac{\partial \ln f}{\partial x}dx, \frac{\partial \ln f}{\partial y}dy, \frac{\partial \ln f}{\partial z}dz, \cdots$各项叫作分误差;$\frac{\partial f}{\partial x}, \frac{\partial f}{\partial y}, \frac{\partial f}{\partial z}, \cdots$及$\frac{\partial \ln f}{\partial x}, \frac{\partial \ln f}{\partial y}, \frac{\partial \ln f}{\partial z}, \cdots$叫作误差的传递系数。由式(2.9)及式(2.11)可见,一个量的测量误差对于总误差的贡献,不仅取决于其本身误差的大小,还取决于误差传递系数。对于和、差的函数,用式(2.9)方便;对于积、商的函数,用式(2.11)方便。

(2)偶然误差的传递与合成

由各部分的分误差组合成总误差,就是误差的合成,误差传递的基本公式式(2.9)和式(2.11)中包括了误差的合成。

各个独立量测量结果的偶然误差,是以一定方式合成的。可以证明,它们的合成方式是平方和平方根合成,即由式(2.9)及式(2.11)有

$$\sigma_N = \sqrt{\left(\frac{\partial f}{\partial x}\right)^2 \sigma_x^2 + \left(\frac{\partial f}{\partial y}\right)^2 \sigma_y^2 + \left(\frac{\partial f}{\partial z}\right)^2 \sigma_z^2 + \cdots} \tag{2.12}$$

$$\frac{\sigma_N}{N} = \sqrt{\left(\frac{\partial \ln f}{\partial x}\right)^2 \sigma_x^2 + \left(\frac{\partial \ln f}{\partial y}\right)^2 \sigma_y^2 + \left(\frac{\partial \ln f}{\partial z}\right)^2 \sigma_z^2 + \cdots} \tag{2.13}$$

常用函数的标准偏差传递公式如表 2.1 所示。

**表 2.1　常用函数的标准偏差传递公式**

| 函数表达式 | 标准偏差传递公式（合成公式） |
|---|---|
| $N = x + y$ | $\sigma_N = \sqrt{\sigma_x^2 + \sigma_y^2}$ |
| $N = x - y$ | $\sigma_N = \sqrt{\sigma_x^2 + \sigma_y^2}$ |
| $N = xy$ | $\dfrac{\sigma_N}{N} = \sqrt{\left(\dfrac{\sigma_x}{x}\right)^2 + \left(\dfrac{\sigma_y}{y}\right)^2}$ |
| $N = \dfrac{x}{y}$ | $\dfrac{\sigma_N}{N} = \sqrt{\left(\dfrac{\sigma_x}{x}\right)^2 + \left(\dfrac{\sigma_y}{y}\right)^2}$ |
| $N = \dfrac{x^k y^m}{z^n}$ | $\dfrac{\sigma_N}{N} = \sqrt{k^2\left(\dfrac{\sigma_x}{x}\right)^2 + m^2\left(\dfrac{\sigma_y}{y}\right)^2 + n^2\left(\dfrac{\sigma_z}{z}\right)^2}$ |
| $N = kx$ | $\sigma_N = k\sigma_x, \dfrac{\sigma_N}{N} = \dfrac{\sigma_x}{x}$ |
| $N = \sqrt[k]{x}$ | $\dfrac{\sigma_N}{N} = \dfrac{1}{k}\dfrac{\sigma_x}{x}$ |
| $N = \sin x$ | $\dfrac{\sigma_N}{N} = \left|\cos x\right|\sigma_x$ |
| $N = \ln x$ | $\sigma_N = \dfrac{\sigma_x}{x}$ |

由表 2.1 可知,加减法用绝对误差平方和,乘除法用相对误差平方和,公式中每一项都取正值。归纳起来,求间接测量结果误差(标准偏差的平方和平方根合成)的步骤如下:

①对函数求全微分(或先取对数再求全微分);

②合并同变量的系数;

③将微分号变成误差号,求平方和,注意各项均用"＋"号相连。

科学实验中一般都采用平方和平方根法来估计间接测量结果的偶然误差,或假定偶然误差是在极端条件下合成的,我们将对式(2.9)和式(2.11)取绝对值相加,即

$$\Delta N = \left|\frac{\partial f}{\partial x}\Delta x\right| + \left|\frac{\partial f}{\partial y}\Delta y\right| + \left|\frac{\partial f}{\partial z}\Delta z\right| + \cdots \tag{2.14}$$

$$\frac{\Delta N}{N} = \left|\frac{\partial \ln f}{\partial x}\Delta x\right| + \left|\frac{\partial \ln f}{\partial y}\Delta y\right| + \left|\frac{\partial \ln f}{\partial z}\Delta z\right| + \cdots \tag{2.15}$$

以上这种是误差的算术合成法,常用于误差分析、实验设计或做粗略的误差计算。常用函数的算术合成误差传递公式如表 2.2 所示。

表2.2 常用函数的算术合成误差传递公式

| 函数表达式 | 误差合成(传递)公式 |
|---|---|
| $N = x + y$ | $\Delta N = \Delta x + \Delta y$ |
| $N = x - y$ | $\Delta N = \Delta x + \Delta y$ |
| $N = xy$ | $\dfrac{\Delta N}{N} = \dfrac{\Delta x}{x} + \dfrac{\Delta y}{y}$ |
| $N = \dfrac{x}{y}$ | $\dfrac{\Delta N}{N} = \dfrac{\Delta x}{x} + \dfrac{\Delta y}{y}$ |
| $N = \dfrac{x^k y^m}{z^n}$ | $\dfrac{\Delta N}{N} = k\dfrac{\Delta x}{x} + m\dfrac{\Delta y}{y} + n\dfrac{\Delta z}{z}$ |
| $N = kx$ | $\Delta N = k\Delta x,\ \dfrac{\Delta N}{N} = \dfrac{\Delta x}{x}$ |
| $N = \sqrt[k]{x}$ | $\dfrac{\Delta N}{N} = \dfrac{1}{k}\dfrac{\Delta x}{x}$ |

由表2.2可知,加减法用绝对误差相加,乘除法用相对误差相加,公式中每一项都取正值。

**3. 测量结果的表示方法**

(1)绝对误差

通常把测量结果及其偶然误差写成 $N \pm \Delta N$,其中,$N$ 是测量值,它可以是一次测量值,也可以是多次测量的平均值 $\overline{N}$;$\Delta N$ 是绝对误差。对于多次测量的结果,一般用 $\overline{N} \pm \sigma_{\overline{N}}$ 代替 $N \pm \Delta N$。例如,测得某一物体的长度为 $L = (7.04 \pm 0.06)\,\mathrm{cm}$,这个表示法不能理解为 $L$ 只有 $(7.04 + 0.06)\,\mathrm{cm} = 7.10\,\mathrm{cm}$ 和 $(7.04 - 0.06)\,\mathrm{cm} = 6.98\,\mathrm{cm}$ 两个值,而是表示 $L$ 在 $7.04\,\mathrm{cm}$ 附近 $\pm 0.06\,\mathrm{cm}$ 这个范围内包含真值的可能性(概率)。因此,不排除多次测量中有部分测量值在 $N \pm \Delta N$ 以外。不同的估计方法得到的 $\Delta N$ 表示在 $N \pm \Delta N$ 范围内包含真值的不同概率,或者说,对于不同的置信度,$\Delta N$ 的大小是不同的。

(2)相对误差

绝对误差可以说明测量结果的误差范围,但不能更客观地反映测量的准确程度。例如,测量某物体的长度的平均值为 $1\,\mathrm{m}$,绝对误差为 $1\,\mathrm{mm}$,测量另一物体的长度的平均值为 $1.0\,\mathrm{cm}$,绝对误差也为 $1\,\mathrm{mm}$,但误差对于平均值的百分比,前者是小于后者的,显然前者测量的准确程度高于后者。为此引入相对误差的概念,相对误差也称为百分误差,用 $E$ 来表示,即

$$E = \frac{\Delta N}{N} \times 100\% \quad \left(\text{即 } E = \frac{\sigma}{N} \times 100\% \text{ 或 } \frac{\sigma_{\overline{N}}}{N} \times 100\%\right) \tag{2.16}$$

相对误差与绝对误差之间的关系为

$$\Delta N = N \times E = N \times \left(\frac{\Delta N}{N}\right) \tag{2.17}$$

考虑到相对误差,测量结果应表示为

$$N = N \pm \Delta N = N(1 \pm E) \tag{2.18}$$

则多次测量结果可表示为

$$N = \overline{N} \pm \sigma_{\overline{N}} = \overline{N}(1 \pm E) \tag{2.19}$$

一般情况下相对误差可取两位数字。

由误差传递公式可以看出，当间接测量量为和、差的函数时，应先计算绝对误差；而当间接测量量为积、商的函数时，应先计算相对误差，这将给误差计算带来很大的方便。

**例 2.1**　有一圆柱体，直接测量其高 $H = (10.0 \pm 0.1)$ cm，直径 $D$（单位为 cm）：5.02，5.00，4.96，5.04，4.98，5.00，5.02，4.98。计算这个圆柱体体积的相对误差和绝对误差，并写出测量结果。

**解**　已知圆柱体的体积公式为

$$V = \frac{\pi}{4}HD^2$$

经数据处理得

$$\overline{D} = \frac{1}{8}\sum_{i=1}^{8} D_i = 5.00 \text{ cm}$$

$$\sigma_{\overline{D}} = \sqrt{\frac{\sum_{i=1}^{8}(D_i - \overline{D})^2}{8(8-1)}} = 0.01 \text{ cm}$$

则圆柱体体积的平均值为

$$\overline{V} = \frac{\pi}{4}H\overline{D}^2 = \frac{1}{4} \times 3.14 \times 10.0 \times 5.00^2 \approx 196.3 \text{ cm}^3$$

对体积 $V$ 求全微分得

$$\mathrm{d}V = \frac{\pi}{4}D^2\mathrm{d}H + \frac{\pi}{2}HD\mathrm{d}D$$

将上式中的微分号变为误差号求平方和，得

$$\sigma_V = \sqrt{\left(\frac{\pi}{4}D^2\right)^2\sigma_H^2 + \left(\frac{\pi}{2}HD\right)^2\sigma_D^2}$$

则圆柱体的相对误差为

$$E = \frac{\sigma_V}{V} = \sqrt{\left(\frac{\sigma_{\overline{H}}}{H}\right)^2 + 4\left(\frac{\sigma_{\overline{D}}}{D}\right)^2} = \sqrt{\left(\frac{0.1}{10.0}\right)^2 + 4\left(\frac{0.01}{5.00}\right)^2} \approx 1.1\%$$

圆柱体的绝对误差为

$$\sigma_V = \overline{V} \cdot E = 196.3 \times 1.1\% \approx 2 \text{ cm}$$

绝对误差取到个位，因此体积 $V$ 的有效值也取到个位，于是测量结果表示为

$$V = \overline{V} \pm \sigma_V = (196 \pm 2) \text{ cm}^3$$

或

$$V = \overline{V}(1 + E) = 196(1 \pm 1.1\%) \text{ cm}^3$$

# 2.4 电学测量的仪表误差

电学测量的仪表误差,一方面取决于仪表结构的完善程度,即仪表的基本误差;另一方面取决于仪表的安装是否合理,是否调试正常。这里我们主要讨论仪表的基本误差。

仪表的基本误差是这样规定的,设仪表刻度的任一标称值为 $N_i$,其与真值间的绝对误差为 $\Delta N_i$,其中误差最大者为 $\Delta N_m$。用 $N_m$ 表示仪表刻度尺的满刻度读数(等于量程),则仪表的基本误差 $a$ 为

$$a = \frac{\Delta N_m}{N_m} \times 100\% \tag{2.20}$$

根据仪表的基本误差 $a$ 可划分仪表的准确度等级。国家规定的电磁仪表的准确度等级分为 0.1 级、0.2 级、0.5 级、1 级、1.5 级、2.5 级、5.0 级等。这些相应的等级数字表示仪表的基本误差,例如,0.1 级仪表的基本误差为 0.1%,2.5 级仪表的基本误差为 2.5%。

在使用电学仪表时,最大误差范围 $\Delta N_m$ 可由式(2.20)计算出,即

$$\Delta N_m = N_m \cdot a \tag{2.21}$$

式中,$N_m$ 为选择的量程;$a$ 由仪表等级确定。

测量的相对误差 $E$ 也可求,设量程为 $N_m$,某次测量值为 $N_i$,最大绝对误差为 $\Delta N_m$,则相对误差 $E$ 为

$$E = \frac{\Delta N_m}{N_i} = \frac{\Delta N_m}{N_i} \cdot \frac{N_m}{N_m} = \frac{\Delta N_m}{N_m} \cdot \frac{N_m}{N_i} = a \cdot \frac{N_m}{N_i} \tag{2.22}$$

式(2.22)说明,相对误差的大小与仪表的准确度等级 $a$ 及量程大小成正比,与待测量的大小成反比,除了应尽量选择准确度等级高的仪表外,在不超过最大测量值的前提下,应尽量选择较小的量程,这样可以减少测量的误差。这里主要强调选择量程的重要性,在仪表等级已确定的情况下,量程选得过小容易损坏电表;量程选得过大,又会使测量误差增大。二者必须兼顾。

一旦仪表的量程确定,就应考虑如何从仪表上读取测量的原始数据的问题。关键是如何确定有效数字的可疑位(有效数字的问题下面会讲到)。方法是,先由式(2.21)求出绝对误差 $\Delta N_m$,再确定有效数字的可疑位及相对误差。

**例 2.2** 准确度等级为 0.1 级的万用电表,量程为 10 V,仪表指示数为 8.26 V,求其绝对误差,最后的读数及其相对误差。如果万用电表的准确度等级为 1 级,量程和仪表的指示数均不变又如何?

**解** 因为仪表的准确度等级为 0.1 级,所以绝对误差 $\Delta N_m$ 为

$$\Delta N_m = N_m \cdot a = 10 \times 0.1\% = 0.01 \text{ V}$$

由此可确定读数的可疑位在百分位上,读数为 8.26 V。

相对误差 $E$ 为

$$E = \frac{\Delta N_m}{N_i} = \frac{0.01}{8.26} \approx 0.12\%$$

测量结果 $V = (8.26 \pm 0.01)$ V。

若仪表的准确度级别为 1 级,则绝对误差 $\Delta N_m$ 为

$$\Delta N_{\mathrm{m}} = N_{\mathrm{m}} \cdot a = 10 \times 1\% = 0.1 \text{ V}$$

由此可确定读数的可疑位在十分位,不能读 8.26 V,要四舍五入到 8.3 V。

相对误差 $E$ 为

$$E = \frac{\Delta N_{\mathrm{m}}}{N_i} = \frac{0.1}{8.3} \approx 1.2\%$$

测量结果 $V = (8.3 \pm 0.1)$ V。

以上的计算表明,在仪表的指示数及量程均相同的条件下,仪表的级别不同,测量结果的可疑位、误差及最后读数均不同。

# 2.5　有效数字及其运算

**1. 有效数字的概念**

当用仪器对某一物理量进行测量时,因为仪器精度(即仪器上的最小分度)的限制和读数无法完全准确等原因,所以只能读出其近似值。仪器的精度越高,它的最小分度值就越小,仪器的精度限制了其测量的准确程度。例如,用米尺测量某一物体的长度,测得的值在 4.6 cm 和 4.7 cm 之间,能否再准确一点呢? 那就要在 0.1 cm 以下进行估测读数,显然不够准确。不同的实验者估计的数值也不一定相同,因此这个末位数就是可疑的数字,这一位叫作可疑位,或称欠准确位,低于可疑位的数字是无意义的,要四舍五入。直接测量的数据的可疑位就是仪器最小分度的下一位。

综上所述,把测量的数据记录到可疑位为止,这样的数据叫作有效数字。

直接测量时的有效数字取决于测量的精度,有效数字的位数不能随意增减。

确定有效数字的注意事项如下。

(1)有效数字的位数与小数点的位置无关

同一数据用不同的单位,小数点的位置因单位而异,但有效数字的位数不变。例如,1.053 6 m = 105.36 cm = 1 053.6 mm;7.535 8 A = 7 535.8 mA

(2)有效数字与"0"的关系

测量数据末位的"0"记为有效数字,它表示这一位是可疑位。有效数字首部的"0"不记为有效数字。例如,用米尺测量物体的长度为 5.40 mm = 0.540 cm,二者均为三位有效数字。

(3)较大和较小数的有效数字用科学记数法表示

例如,钠光波长为 0.000 058 90 cm = 5.890 × $10^{-8}$ cm = 5.890 × $10^{-5}$ cm;0.56 kΩ = 0.56 × $10^3$ Ω,但不能用 0.56 kΩ = 560 Ω 表示。

**2. 有效数字与误差的关系**

在普通物理实验中,为简便起见,绝对误差一般只取一位有效数字,相对误差一般取两位有效数字。

根据有效数字的定义,有效数字的最后一位是含有误差的,因此,确定测量结果有效位数的原则是最后一位要与绝对误差所在的最后一位取齐。例如,电流 $I = (3.50 \pm 0.02)$ A 的记录是正确的,而 $I = (3.5 \pm 0.02)$ A 的记录是错误的。要确定测量结果的有效数字位数,首先应确定绝对误差的大小,然后按上述原则来判断。例如,某电流表最小分度为 0.01 A,可判断绝对误差为最小分度值的 1/10,即在小数点后第三位,测量时如果表针正好指在 1 A 的刻度上,测量值应写成 1.000 A。将测量值写成 1 A,1.0 A 或 1.000 0 A 等都是错误的。

有效数字与相对误差也有一定的关系。大体上说,有效数字位数越多,相对误差越小。两位有效数字,相对误差范围为 $\frac{1}{100} \sim \frac{1}{10}$,三位有效数字,相对误差范围为 $\frac{1}{1\,000} \sim \frac{1}{10}$,依此类推。

有效数字不但反映了测量值的大小,而且反映了测量的准确程度。有效数字的位数越多,测量的准确程度越高。

例如,用不同精度的量具测量同一物体的厚度 $d$ 时,用钢尺测量 $d = 6.2$ mm,仪器的误差为 0.3 mm,$E = 0.3/6.2 \approx 4.8\%$;用 50 分度的游标卡尺测量 $d = 6.36$ mm,仪器的误差为 0.02 mm,$E = 0.02/6.36 \approx 0.31\%$;用螺旋测微计测量 $d = 6.347$ mm,仪器的误差为 0.004 mm,$E = 0.004/6.347 \approx 0.063\%$。由此可见,有效数字多一位,相对误差 $E$ 就要小一个数量级。

### 3. 有效数字的运算规则

有效数字的运算方法是以误差理论为根据的,间接测量中最终结果的有效数字位数也由误差计算来判断。这种方法的原则是准确数字与准确数字相运算结果得准确数字,可疑数字与准确数字或可疑数字与可疑数字相运算结果为可疑数字。在运算中,把每一个数据中的可疑位下面加一横线,以示清楚。

在进行有效数字的运算中,其计算的最终结果要求保留最高一位可疑位,在其后的数字小于 5 时则舍去,大于 5 时则入,等于 5 时把可疑位数字凑成偶数。例如,计算结果为 12.45 和 1.35 最终结果就取 12.4 和 1.4。

下面介绍常用的有效数字运算规则。

(1)和或差的有效数字运算规则

测量数据经过加法或减法运算后的和或差的可疑位,应以参加运算的各数中可疑位最高者为准。例如:

$$22.34\underline{3} + 5.\underline{4} = 27.7 \qquad 248.\underline{3} - 93.26\underline{2} = 155.0$$

$$\begin{array}{r} 22.34\underline{3} \\ +\ 5.\underline{4} \\ \hline 27.74\underline{3} \end{array} \qquad \begin{array}{r} 248.\underline{3} \\ -\ 93.26\underline{2} \\ \hline 155.0\underline{3}\,8 \end{array}$$

(2)积或商的有效数字运算规则

测量数据经过乘法或除法运算后的积或商的有效数字位数,一般以参加运算的各数中有效数字位数最少者为准。例如:

$$4.32\underline{5} \times 1.\underline{5} \approx 6.5 \qquad 3.8\underline{9} \div 3.\underline{2} \approx 1.\underline{2} \qquad 3.1\underline{1} \times 4.\underline{1} \approx 12.\underline{8}$$

$$
\begin{array}{r}
4.32\underline{5} \\
\times \quad 1.\underline{5} \\
\hline
2162\underline{5} \\
432\underline{5} \phantom{0}\\
\hline
6.\underline{4}87\underline{5}
\end{array}
$$

$$
\begin{array}{r}
1.2\underline{1} \\
3.\underline{2}\,)\,\overline{3.8\underline{9}} \\
3\;2 \phantom{.}\\
\hline
6\;\underline{9} \\
6\;4 \\
\hline
\underline{5}\;0 \\
3\;\underline{2} \\
\hline
1\;8
\end{array}
$$

$$
\begin{array}{r}
3.1\underline{1} \\
\times \quad 4.\underline{1} \\
\hline
3\;1\;\underline{1} \\
1\;2\;4\;\underline{4} \phantom{0}\\
\hline
1\,2.\,7\,5\,\underline{1}
\end{array}
$$

另外,在乘法运算过程中,由于向高位进位,可能会使有效数字位数在高位增加一位(准确位),例如右上式所示 $3.1\underline{1}$ 与 $4.\underline{1}$ 相乘,按前面所述的规则,积的有效数字位数应为 2 位,但此时积的有效数字位数应取 3 位。

(3)乘方或开方的有效数字

乘方或开方所得结果的有效数字位数与底数位数相同。例如:

$$5.2\underline{5}^2 \approx 27.\underline{6}, \quad \sqrt{6.\underline{3}} \approx 2.\underline{5}$$

(4)三角函数及对数的有效数字

三角函数的有效数字位数与角度的有效数字位数相同,对数的有效数字位数与真数的有效数字位数相同。例如:

$$\sin 3\underline{0}° \approx 0.5\underline{0}, \quad \lg 22\underline{4} \approx 2.3\underline{5}$$

(5)常数和自然数对有效数字无影响

在运算公式中可能含有某些常数,这些常数对有效数字位数无影响,如 $\pi$,e,$\sqrt{51/6}$ 等,运算中一般比测量值多取一位即可。自然数 1,2,3,… 对有效数字也无影响。

# 2.6　测量的不确定度

传统的对测量结果的评价使用的是误差的概念。在实验测量中,我们不能准确地给出绝对误差的大小,因此很难用测量误差来表征测量的准确度。在偶然误差部分,当以统计方法求出偶然误差大小时,存在一个置信概率大小的问题;而对于系统误差部分,由于不能全部掌握系统误差的信息,已采用的修正值修正结果仍含有不确定性。我们所能求得的只是误差的估计值。所以必须寻求一种用来评价测量质量的量化方法。

不确定度是表征被测量的真值在某个量值范围内的一个评定,其实质是对误差的一种估计。1993 年,国际计量局(BIPM)等七个国际组织正式发布了《测量不确定度表示指南》,简称"GUM"。该指南中规范了各领域中测量不确定度计算和表达的方法。我国自 1999 年 5 月 1 日起实施 GUM,以科学、准确、规范地表示测量结果。

**1. 有关不确定度的几个基本概念**

(1)不确定度

说明测量结果的参数,用以表征被测量真值的散布性,用符号 $u$ 表示。

（2）标准不确定度

以标准差表示的测量结果的不确定度,常简称为不确定度。

（3）A 类不确定度

由观测列的统计分析的方法评定的不确定度,其标准不确定度称为 A 类标准不确定度,它的分量用符号 $u_A$ 来表示。

（4）B 类不确定度

由观测列的非统计分析的方法评定的不确定度,其标准不确定度称为 B 类标准不确定度,它的分量用符号 $u_B$ 来表示。

测量不确定度从根本上改变了以往将测量误差分为偶然误差和系统误差的传统分类方法。按不确定度的获得方法,将可修正的系统误差修正后,把余下的全部误差划分为可以用统计分析的方法评定的 A 类不确定度分量 $u_A$ 和非统计分析的方法评定的 B 类不确定度分量 $u_B$。两类分量通常用方差合成方法得出总不确定度 $u$,即

$$u = \sqrt{u_A^2 + u_B^2} \tag{2.23}$$

应当注意的是,不确定度和误差是完全不同的概念,它们之间既有联系,又有本质区别。误差是一个理想概念,常用于定性地描述理论和概念,而不确定度是有一定置信概率的误差限值的绝对值。在物理实验教学中,我们用不确定度来评价测量质量,进行定量计算。但在实验的设计、分析处理中,常常需要进行误差分析。

### 2. 不确定度的评定方法

（1）A 类分量的评定

A 类不确定度分量是用统计方法得出的,一般可用贝塞尔法评定。

当对某一物理量 $X$ 做 $n$ 次等精度的独立测量时,得 $X_1, X_2, \cdots, X_n$。则测量列标准差估计值的贝塞尔公式为

$$s = \sqrt{\frac{\sum_{i=1}^{n} (X_i - \overline{X})^2}{n - 1}} \tag{2.24}$$

$$u_{A\overline{X}} = \frac{1}{\sqrt{n}} s \tag{2.25}$$

此外,标准不确定度也可用其他具有统计学依据的方法计算,如最小二乘法、极差法等。

（2）B 类分量的评定

B 类不确定度分量不能用统计法算得,须采用其他方法,其中,最常用的方法就是估计法。在这里我们只介绍能估计极限误差 $\Delta$,并可了解其误差分布规律的 B 类不确定度分量的评定。

在实际测量中,有些测量是随时间而变化的,无法进行重复测量,也有些测量因为对测量精度要求不高,没有必要进行重复测量,这些都可按单次测量来处理。

为了估算单次测量的不确定度,首先要估算出所有仪器的极限误差 $\Delta$,它是仪器示值与真值间可能的最大误差,置信概率为 99.73%。在正确使用仪器的条件下,任一测量值的误差均不大于 $\Delta$。为使 $u_A$ 的置信概率与 $u_B$ 一致,则相应的不确定度 $u_B$ 为

$$u_{\mathrm{B}} = \frac{1}{C}\Delta \tag{2.26}$$

式中，$C$ 为置信系数，它的取值与测量误差的分布状态有关。最常见的分布为正态分布，$C$ 值取 3，则不确定度 $u_{\mathrm{B}}$ 为

$$u_{\mathrm{B}} = \frac{1}{3}\Delta \tag{2.27}$$

在有些情况下，置信系数服从均匀分布，$C$ 值取 $\sqrt{3}$，则不确定度 $u_{\mathrm{B}}$ 为

$$u_{\mathrm{B}} = \frac{1}{\sqrt{3}}\Delta \tag{2.28}$$

数字式仪表的读数误差和普通仪表读数的截尾误差都服从均匀分布。多次测量值相同，属截尾误差，也应视为均匀分布。若一时无法判断其分布状态，可按正态分布来处理。需要提出的是，在很多情况下，测量值的极限误差与实验者的素养有关。

**3. 测量结果不确定度的综合与表示**

若测量结果含统计不确定度分量（A 类）与非统计不确定度分量（B 类），它们的表达值分别为 $u_{\mathrm{A}_1}, u_{\mathrm{A}_2}, \cdots, u_{\mathrm{A}_i}$ 和 $u_{\mathrm{B}_1}, u_{\mathrm{B}_2}, \cdots, u_{\mathrm{B}_i}$。

当这些分量相互独立时，它们的合成不确定度表达式为

$$u = \sqrt{\sum u_{\mathrm{A}_i}^2 + \sum u_{\mathrm{B}_i}^2} \tag{2.29}$$

当用式（2.29）合成时，各分量必须具有相同的置信概率。

若测量值 $\overline{X}$ 不再含有应修正的系统误差，$u$ 为测量的合成不确定度时，则测量结果的最终表达形式为

$$X = \overline{X} \pm u$$

**例 2.3**　用螺旋测微器测量小钢球的直径 $d$（单位为 mm），五次的测量值分别为
$$11.922, 11.923, 11.922, 11.922, 11.922$$
螺旋测微器的最小分度数值为 0.01 mm，试写出测量结果的标准式。

**解**　（1）求直径 $d$ 的算术平均值

$$\overline{d} = \frac{1}{n}\sum_{i=1}^{5} d_i = \frac{1}{5}(11.922 + 11.923 + 11.922 + 11.922 + 11.922)$$
$$= 11.9222 \text{ mm} \approx 11.922 \text{ mm}$$

（2）计算 A 类不确定度

$$u_{\mathrm{A}} \approx s_d = \sqrt{\frac{\sum_{i=1}^{5}(d_i - \overline{d})^2}{n-1}}$$

$$= \sqrt{\frac{(11.922-11.922)^2 + (11.923-11.922)^2 + (11.922-11.922)^2 + (11.922-11.922)^2 + (11.922-11.922)^2}{5-1}}$$

$$= 0.0005 \text{ mm}$$

（3）计算 B 类不确定度

螺旋测微器的仪器误差为

$$u_B \approx \Delta = 0.005 \text{ mm}$$

（4）合成不确定度

$$u = \sqrt{u_A^2 + u_B^2} = \sqrt{0.000\ 5^2 + 0.005^2} = 0.005\ 025 \text{ mm} \approx 0.006 \text{ mm}$$

（5）测量结果

$$d = \bar{d} \pm u = (11.922 \pm 0.006) \text{ mm}$$

**小结** 多次直接测量的不确定度估算：

①求测量数据列的平均值 $\bar{x} = \dfrac{1}{n} \sum_{i=1}^{n} x_i$ ;

②修正系统误差；

③当 $5 < n \leqslant 10$，置信概率为 95% 时，用贝塞尔公式求 $u_A \approx s_x = \sqrt{\dfrac{\sum\limits_{i=1}^{n} (x_i - \bar{x})^2}{(n-1)}}$ ;

④根据使用仪器得出 $u_B \approx \Delta$ ;

⑤求合成总不确定度 $u = \sqrt{u_A^2 + u_B^2} = \sqrt{s_x^2 + \Delta^2}$ ;

⑥给出直接测量的最后结果，即

$$x = \bar{x} \pm u(x)（单位）$$

**4. 不确定度的传播**

通常，物理实验中的间接测量量不能在实验中直接测量，需要在直接测量的基础上，利用直接测量量与间接测量量之间的已知的函数关系运算而得到间接测量量的结果。如何将直接测量量的不确定度与其他信息的不确定度合成，以得到测量最后结果的不确定度，即间接测量量的不确定度，这就是不确定度的传播问题。

设间接测量量 $N$ 与直接测量量 $x, y, z, \cdots$ 的函数关系为

$$N = f(x, y, z, \cdots)$$

则物理实验教学中简化计算间接测量量不确定度 $u_N$ 的公式为

$$u_N = \sqrt{\left(\frac{\partial f}{\partial x}\right)^2 u_x^2 + \left(\frac{\partial f}{\partial y}\right)^2 u_y^2 + \left(\frac{\partial f}{\partial z}\right)^2 u_z^2 + \cdots} \qquad (2.30)$$

$$\frac{\Delta N}{N} = \sqrt{\left(\frac{\partial \ln f}{\partial x}\right)^2 u_x^2 + \left(\frac{\partial \ln f}{\partial y}\right)^2 u_y^2 + \left(\frac{\partial \ln f}{\partial z}\right)^2 u_z^2 + \cdots} \qquad (2.31)$$

这里，每一个直接测量量的不确定度 $u_x, u_y, u_z, \cdots$ 都应按前面讨论的方法和公式来计算。

**5. 间接测量的结果的表示**

测量结果要给出 $\bar{N}$，同时还要标出测量量不确定度 $u_N$ 和单位、相对不确定度 $u_{Nr}$ 及置信概率 $P$。

最后间接测量的结果表示为

$$N = \bar{N} \pm u_N（单位）$$

$$u_{Nr} = \frac{u_N}{N} \times 100\%$$

$$P = 0.95$$

不确定度只是在数量级上对测量结果的可靠程度做出一个恰当的评价,在物理实验中,通常约定总不确定度只取一位有效数字,相对不确定度最多取两位有效数字。

具体计算时,先求出各直接测量量的算术平均值、A 类和 B 类不确定度以及各直接测量量的合成不确定度;将各直接测量量的算术平均值带入到具体的函数公式,计算出待测物理量的值(按有效数字的运算规则计算,可多保留一位有效数字);推导不确定度的传递公式的具体形式;将各直接测量量的数值和测量的合成标准不确定度的数值带入传递公式,求出待测物理量的不确定度(运算过程中,不确定度等可多保留一位有效数字);不确定度的最终有效数字取位原则与直接测量时的原则一样,只保留一位有效数字,得到待测物理量的最终不确定度;根据最终不确定度 $u_N$,取舍待测物理量的有效数字位。

**例 2.4** 已知:质量为 $m = (213.04 \pm 0.05)$ g 的铜圆柱体,用 $0 \sim 125$ mm、精度为 $0.02$ mm 的游标卡尺测得其高度 $h$(单位为 mm)为 $80.38$,$80.40$,$80.36$,$80.34$,$80.36$,$80.38$;用一级 $0 \sim 25$ mm 千分尺测得其直径 $d$(单位为 mm)为 $19.465$,$19.466$,$19.465$,$19.464$,$19.467$,$19.466$。求该铜柱体的密度。

**解**　(1)求高度的算术平均值及不确定度

$$\bar{h} = \frac{1}{6} \sum_{i=1}^{6} h_i = 80.37 \text{ mm}$$

$h$ 的 A 类不确定度为

$$u_A \approx s_h = \sqrt{\frac{\sum_{i=1}^{6} (h_i - 80.37)^2}{6-1}} = 0.020\,9 \text{ mm} = 0.03 \text{ mm}$$

$h$ 的 B 类不确定度为

$$u_B \approx \Delta = 0.02 \text{ mm}$$

因此,$h$ 的不确定度为

$$u_h = \sqrt{u_A^2 + u_B^2} = \sqrt{0.03^2 + 0.02^2} = 0.036\,050 \text{ mm} \approx 0.04 \text{ mm}$$

$h$ 的最终结果为

$$h = (80.37 \pm 0.04) \text{ mm}$$

(2)求直径的最佳值及不确定度

$$\bar{d} = \frac{1}{6} \sum_{i=1}^{6} d_i = 19.465\,5 \approx 19.466 \text{ mm}$$

$$u_A \approx s_d = \sqrt{\frac{\sum_{i=1}^{6} (d_i - 19.466)^2}{6-1}} = 0.001\,04 \text{ mm} \approx 0.002 \text{ mm}$$

$$u_B \approx \Delta = 0.005 \text{ mm}$$

$$u_d = \sqrt{u_A^2 + u_B^2} = \sqrt{0.002^2 + 0.005^2} = 0.005\,385 \text{ mm} \approx 0.006 \text{ mm}$$

$d$ 的最终测量结果为

$$d = (19.466 \pm 0.006) \text{ mm}$$

（3）求密度及其不确定度

$$\bar{\rho} = \frac{4m}{\pi \bar{d}^2 \bar{h}} = \frac{4 \times 213.04}{\pi \times 19.466^2 \times 80.37} = 8.907 \text{ g/cm}^3$$

$$\rho = \frac{4m}{\pi d^2 h}$$

将 $\rho = \frac{4m}{\pi d^2 h}$ 两边取自然对数得

$$\ln \rho = \ln 4 + \ln m - \ln \pi - 2\ln d - \ln h$$

再求全微分有

$$\frac{\mathrm{d}\rho}{\rho} = \frac{\partial \ln \rho}{\partial m}\mathrm{d}m + \frac{\partial \ln \rho}{\partial d}\mathrm{d}d + \frac{\partial \ln \rho}{\partial h}\mathrm{d}h$$

$$\frac{\mathrm{d}\rho}{\rho} = \frac{1}{m}\mathrm{d}m - \frac{2}{d}\mathrm{d}d - \frac{1}{h}\mathrm{d}h$$

同样改写微分符号为不确定度符号,再求其"方和根",即得间接测量 $\rho$ 的相对不确定度

$$u_{\rho r} = \frac{u_{\rho}}{\rho} = \sqrt{\left(\frac{u_m}{m}\right)^2 + \left(2 \times \frac{u_d}{d}\right)^2 + \left(\frac{u_h}{h}\right)^2}$$

$$= \sqrt{\left(\frac{0.05}{213.04}\right)^2 + \left(2 \times \frac{0.006}{19.466}\right)^2 + \left(\frac{0.04}{80.37}\right)^2}$$

$$= 0.005\ 020\ 5 \approx 0.006 = 0.6\%$$

$$u_{\rho} = \bar{\rho} \cdot u_{\rho r} = 8.907 \times 0.6\% = 0.053\ 442 = 0.06 \text{ g/cm}^3$$

最终结果为

$$\rho = (8.91 \pm 0.06) \text{ g/cm}^3$$

$$u_{\rho r} = 0.6\%$$

$$\text{置信概率 } P = 0.95$$

## 2.7 实验测量结果的表示方法

**1. 列表法**

实验所得到的测量数据,必须及时填入预习时列出的表格。列表能简单明确地表明被测物理量之间的相互关系,而且可以随时检查测量数据是否合理,及时发现和纠正测量中及数据处理过程中的错误。数据记录表格设计要合理,以利于查对数据,便于计算和分析误差等。列表的主要要求如下:

（1）简单明了,便于显示有关量的相互关系,便于数据处理;

（2）表格所列项目要齐全,标明各符号所表示的物理意义,物理量的单位应写在表格首部的标题栏中;

（3）被测量的量应按实验步骤的先后在表格中依次排列,有利于边测量边记录;

（4）表格中要清楚地显示原始数据和得数,不确定度和相对不确定度及测量结果;

（5）表格中的数据要正确反映测量的有效数字；

（6）列出必要的说明与备注，但不能列得太多。

**2. 作图法**

作图法处理数据有许多优点。通过作图可以把一系列数据之间的关系及变化情况用图形直观地表现出来，这是研究物理量之间变化规律，找出其对应的函数关系，求经验公式的常用方法之一。通过作图法能够从已作出的图线上简便地求出所需要的实验结果。例如，通过电阻 $R$ 的电流 $I$ 与其两端电压 $U$ 成正比例关系，可以用 $U = RI$ 的直线表示出来，若求得该直线的斜率 $K = \dfrac{\Delta U}{\Delta I} = R$，则电阻的阻值 $R$ 也就求得了。

作图法必须遵守以下规则：

（1）作图须用坐标纸，根据被测物理量的函数关系选用坐标纸。坐标纸有直角坐标纸、对数坐标纸和极坐标纸等。横轴表示自变量，纵轴表示因变量。

（2）坐标纸的大小，应根据所测量数据的有效数字和结果的需要而定。坐标轴最小格的值根据测量数据范围来选定，每小格的十分之一为可疑位。

（3）坐标轴相对比例的选择，应使整个图线比较对称地充满整个坐标纸为原则。

（4）坐标纸与坐标轴的比例选定后，要标出坐标轴的方向、其代表的物理量及其单位；在坐标轴上每隔一定间距，标出该物理量的数值。在坐标纸适当位置上写明图纸的名称及必要的说明。

（5）根据测量的数据，用"×"或"·"等符号在坐标图上准确标出各点的坐标。在各点标出后，应用直尺或曲线把各点连成光滑的曲线，绝不允许连成折线。由于测量误差是不可避免的，因而曲线不一定通过所有的点，只要各点均匀对称地分布在曲线两侧即可。

# 2.8  习    题

2.1    举例说明什么是系统误差，什么是偶然误差？

2.2    指出下列有效数字的位数。

（1）$L = 0.101$ cm  　　　　　（2）$L = 0.100\ 1$ m

（3）$g = 9.806\ 65$ m/s$^2$ 　　　（4）$P = 1.013 \times 10^5$ Pa

（5）$c = 3.00 \times 10^5$ km/s 　　（6）$I = 0.005\ 5$ A

（7）$m = 0.166$ kg  　　　　　（8）$e = 1\ 602 \times 10^{-19}$ C

2.3    在长度测量中，得一圆柱体直径数据（单位为 cm）如下：

0.132 7，0.132 5，0.132 9，0.132 6，0.132 8，0.132 7，0.132 6，0.132 6，0.132 8，0.132 5。已知仪器误差为 0.000 4 cm，试将结果写成 $\overline{D} \pm u_A(\overline{D})$ 的形式。

2.4    指出下列各例的错误。

（1）$m = 0.405\ 0$ kg 是三位有效数字。

（2）$m = 1.405\ 0$ g 是四位有效数字。

（3）0.3 A $=300$ mA。

（4）$t = (10.60 \pm 4.5)$ s。

（5）$L = 15 \text{ km} \pm 200 \text{ m}$。

（6）$33.740 + 10.28 - 1.0036 = 43.0164$。

（7）$(22.30 \times 12.3) \text{cm}^2 = 27.43 \text{ cm}^2$。

（8）$3.212 \times 10^3 + 0.12 \times 10^2 = 32 \times 10^3$。

2.5　计算下列各有效数字。

（1）$124.43 - 12.5 + 20.10$

（2）$233 \times 31.24$

（3）$0.28876 \div 0.0234$

（4）$\dfrac{1}{2} \times 9.81 \times 2.0^2$

（5）$\dfrac{76.000}{40.00 - 2.00}$

（6）$\sqrt{625}$

（7）$1.321 \times 10^{-3} + 0.0242$

（8）$42.62 \times 10^2 \div 2000$

2.6　计算结果及不确定度。

（1）$N = A + B - \dfrac{1}{3}C$，求 $N = ?$

其中，$A = (0.5628 \pm 0.0002) \text{ cm}$；$B = (85.1 \pm 0.2) \text{ cm}$；$C = (3.274 \pm 0.002) \text{ cm}$。

（2）$v = (500 \pm 1) \text{ cm}$，求 $\dfrac{1}{v} = ?$

（3）$R = \dfrac{a}{b}x$，求 $R = ?$

其中，$a = (10.05 \pm 0.01) \text{ cm}$；$b = (11.003 \pm 0.005) \text{ cm}$；$x = (67.1 \pm 0.8) \ \Omega$。

# 第3章　物理实验中常用的测量方法和基本调整与操作技术

## 3.1　物理实验中常用的测量方法

任何物理实验都离不开物理量的测量。物理测量泛指以物理理论为依据,以实验装置和实验技术为手段进行测量的过程。待测物理量的内容非常广泛,包括运动力学量、分子物理热学量、电磁学量和光学量等。对于同一物理量,通常有多种测量方法。测量的方法及其分类方法种类繁多,按测量内容来分,可分为电量测量和非电量测量;按测量数据获得的方式来分,可分为直接测量、间接测量和组合测量;按测量进行方式来分,可分为直读法、比较法、替代法和差值法;按被测量与时间的关系来分,可分为静态测量、动态测量和积算测量,等等。本章将对物理实验中最常用的几种基本测量方法做概括介绍。

**1. 比较法**

比较法是将相同类型的被测量与标准量直接或间接地进行比较,测出其大小的测量方法。比较法可分为直接比较法和间接比较法两种。

（1）直接比较法

将被测量直接与已知其值的同类量进行比较,测出其大小的测量方法,称为直接比较测量法。它所使用的测量仪表通常是直读指示式仪表,它所测量的物理量一般为基本量,例如,用米尺、游标卡尺和螺旋测微计测量长度,用秒表和数字毫秒计测量时间,用伏特表测量电压等。仪表刻度预先用标准测量仪进行分度和校准,在测量过程中,指示标记的位移,在标尺上相应的刻度值就表示被测量的大小。对测量人员来说,除了将其指示值乘以测量仪器的常数或倍率外,无须做附加的操作或计算。由于直接比较法测量过程简单方便,在物理量测量中的应用较为广泛。

（2）间接比较法

当一些物理量难以用直接比较测量法测量时,可以利用物理量之间的函数关系将被测量与同类标准量进行间接比较测出其值。图 3.1 是将待测电阻 $R_x$ 与一个可调节的标准电阻 $R_s$ 进行间接比较的测量示意图。若稳压电源输出电压 $U$ 保持不变,调节标准电阻值 $R_s$,使开关 S 在"1"和"2"两个位置时,电流指示值不变,则

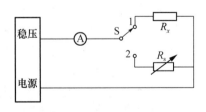

**图 3.1　间接比较法示意图**

$$R_x = R_s = \frac{U}{I}$$

·23·

如果在示波器的 $X$ 偏转板和 $Y$ 偏转板上分别输入正弦电压信号,其中一个为频率待测电信号,另一个为频率可调的标准电信号。调节标准电信号的频率,当两个电信号的频率相同或成简单的整数比时,则可以利用在荧光屏上呈现的李萨如图形间接比较两个电信号的频率。设 $N_X$ 和 $N_Y$ 分别为 $X$ 方向和 $Y$ 方向切线与李萨如图形的切点数,则

$$\frac{f_Y}{f_X} = \frac{N_X}{N_Y}$$

**2. 放大法**

物理实验中常遇到一些微小物理量的测量。为了提高测量精度,常需要采用合适的放大法,选用相应的测量装置将被测量进行放大后再进行测量。常用的放大法有累计放大法、机械放大法、光学放大法、电子电路放大法等。

(1)累计放大法

在被测物理量能够简单重叠的条件下,将它延展若干倍再进行测量的方法,称为累计放大法(叠加放大法)。如纸的厚度、金属丝的直径等,常用这种方法进行测量。又如,在转动惯量的测量中,用秒表测量三线扭摆的周期时,不是测一次扭转周期的时间,而是测出连续40 次扭转周期的总时间 $t$,则三线扭摆的周期为

$$T = \frac{t}{40}$$

累计放大法的优点是在不改变测量性质的情况下,将被测量扩展若干倍后再进行测量,从而增加测量结果的有效数字位数,减小测量的相对误差。在使用累计放大法时应注意两点:一是在扩展过程中被测量不能发生变化,二是在扩展过程中应努力避免引入新的误差因素。

(2)机械放大法

螺旋测微放大法是一种典型的机械放大法。螺旋测微计、读数显微镜和迈克尔逊干涉仪等测量系统的机械部分都是采用螺旋测微装置。常用的读数显微镜的测微丝杆的螺距是1 mm,当丝杆转动一圈时,滑动平台就沿轴向前或向后退1 mm,在丝杆的一端固定一测微鼓轮,其周界上刻成100 分格,因此,当鼓轮转动一分格时,滑动平台就移动了0.01 mm,从而可以使沿轴线方向的微小位移用鼓轮圆周上较大的弧长精确地表示出来,大大提高了测量精度。

(3)光学放大法

常用的光学放大法有两种。一种是使被测物通过光学装置放大视角形成放大像,便于观察判别,从而提高测量精度,例如,放大镜、显微镜、望远镜等;另一种是使用光学装置将待测微小物理量进行间接放大,通过测量放大了的物理量来获得微小物理量。例如,测量微小长度和微小角度变化的光杠杆镜尺法,就是一种常用的光学放大法。

(4)电子电路放大法

在物理实验中往往需要测量变化微弱的电信号(电流、电压或功率),或者利用微弱的电信号去控制某些机构的动作,必须用电子放大器将微弱电信号放大后才能有效地进行观察、控制和测量。电子放大是由三极管完成的,最基本的交流放大电路是如图3.2 所示的共发射极晶体管放大电路,当微弱信号 $U_i$ 由基级和发射级之间输入时,在输出端就可获得放大了一定倍数的电信号 $U_o$。

### 3. 平衡法

平衡态是物理学中的一个重要概念,在平衡态下,许多复杂的物理现象可以以比较简单的形式进行描述,一些复杂的物理关系亦可以变得十分简明,实验会保持原始条件,观察会有较高的分辨率和灵敏度,从而容易实现定性和定量的物理分析。

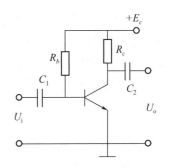

图 3.2　共发射极晶体管放大电路

所谓平衡态,其本质就是各物理量之间的差异逐步减小到零的状态。判断测量系统是否已达到平衡态,可以通过"零示法"测量来实现,即在测量中,不是研究被测物理量本身,而是让它与一个已知物理量或相对参考量进行比较,通过检测并使这个差值为"0",再用已知量或相对参考量描述待测物理量。利用平衡态测量被测物理量的方法称为平衡法。例如,利用等臂天平称衡时,当天平指针处在刻度的零位或在零位左右等幅摆动时,天平达到力矩平衡,此时物体的质量(作为待测物理量)和砝码的质量(作为相对参考量)相等;温度计测温度是热平衡的典型例子;惠斯通电桥测电阻亦是一个平衡法的典型例子。

### 4. 补偿法

补偿测量法是通过调整一个或几个与被测物理量有已知平衡关系(或已知其值)的同类标准物理量,去抵消(或补偿)被测物理量的作用,使系统处于补偿(或平衡)状态。处于补偿状态的测量系统,被测量与标准量具有确定的关系,由此可测得被测量值,这种测量方法称为补偿法。补偿法往往要与平衡法、比较法结合使用。

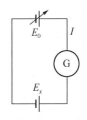

图 3.3　补偿法

如图 3.3 所示,两个电池与检流计串接成闭合回路,两个电池正极对正极,负极对负极相接。调节标准电池的电动势 $E_0$ 的大小,当 $E_0$ 等于 $E_x$ 时,回路中没有电流通过(检流计指针指零),这时两个电池的电动势相互补偿,电路处于补偿状态。因此,利用检流计就可以判断电路是否处于补偿状态,一旦处于补偿状态,则 $E_x$ 与 $E_0$ 大小相等,就可知道待测电池的电动势大小了。这种测量电动势(或电压)的方法就是典型的补偿法。

图 3.4 所示的惠斯通电桥中 $R_s$,$R_1$ 和 $R_2$ 为标准电阻,$R_x$ 为待测电阻,调节 $R_s$,当通过检流计的电流为零时,$C$ 和 $D$ 两点的电位相等,桥臂上的电压相互补偿,此时电桥处于平衡状态,则有

$$R_x = \frac{R_1}{R_2}R_s = CR_s$$

当比较臂 $R_s$ 和比率臂 $C$ 已知时,就可测得 $R_x$ 值。

由上可见,补偿测量法的特点是测量系统中不仅包括标准具,还有一个指零部件。在测量过程中,被测量与标准量直接比较,测量时要调整标准量,使标准量与被测量之差为

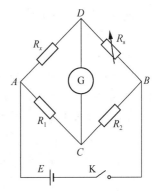

图 3.4　惠斯通电桥

零,这个过程称为补偿或平衡操作。采用补偿测量法进行测量的优点是可以获得比较高的精确度,但是测量过程比较复杂,在测量时要进行补偿操作。这种测量方法在工程参数测量和实验室测量中应用很广泛,如用天平测量质量、零位式活塞压力计测量压力、电位差计及平衡电桥测量毫伏信号及电阻值等。

**5. 模拟法**

人们在研究物质运动规律、各种自然现象和进行科学研究、解决工程技术问题中,常会遇到研究对象过于庞大、变化过程太迅猛或太缓慢、所处环境太恶劣太危险等情况,以至于难以直接对这些研究对象进行研究和实地测量。于是,人们以相似理论为基础,在实验室中,模仿实验情况,制造一个与研究对象的物理现象或过程相似的模型,使现象重现、延缓或加速等来进行研究和测量,这种方法称为模拟法。模拟法可分为物理模拟法和数学模拟法两类。

(1) 物理模拟法

物理模拟就是人为制造的模型与实际研究对象保持相同物理本质的物理现象或过程的模拟。例如,为研制新型飞机,必须掌握飞机在空中高速飞行时的动力学特性,通常先制造一个与实际飞机几何形状相似的模型,将此飞机模型放入风洞(高速气流装置),创造一个与飞机在空中实际飞行时完全相似的运动状态,通过对飞机模型受力情况的测试,便可方便地在较短的时间内以较小的代价取得可靠的有关数据。

(2) 数学模拟法

数学模拟是指把两个物理本质完全不同,但具有相同的数学形式的物理现象或过程的模拟。例如,静电场的模拟实验中,静电场与稳恒电流场本来是两种不同的场,但这两种场所遵循的物理规律具有相同的数学形式,因此,我们可以用稳恒电流场来模拟难以直接测量的静电场,用稳恒电流场中的电位分布来模拟静电场中的电位分布。

力电模拟也是一种常用的数学模拟。在实际问题中,改变一些力学量,不是轻而易举的事,但在实验电路中改变电阻、电容或电感的数值却是很容易实现的。例如,质量为 $m$ 的物体在弹性力为 $-kx$,阻尼力为 $-\alpha \dfrac{\mathrm{d}x}{\mathrm{d}t}$,策动力为 $F_0 \sin \omega t$ 的作用下,其振动方程为

$$m \frac{\mathrm{d}^2 x}{\mathrm{d}t^2} + \alpha \frac{\mathrm{d}x}{\mathrm{d}t} + kx = F_0 \sin \omega t$$

而对 RLC 串联电路,加上交流电压 $U_0 \sin \omega t$ 时,电荷 $Q$ 的运动方程为

$$L \frac{\mathrm{d}^2 Q}{\mathrm{d}t^2} + R \frac{\mathrm{d}Q}{\mathrm{d}t} + \frac{1}{C} Q = U_0 \sin \omega t$$

上述两式是形式上完全相同的二阶常系数微分方程,利用其系数的对应关系,就可把上述力学振动系统用电学振动系统来进行模拟。

把上述两种模拟法很好地配合使用,能更见成效。随着微机的不断发展和广泛应用,用微机进行模拟实验更为方便,并能将两者更好地结合起来。

模拟法是一种极其简单、易行、有效的测试方法,在现代科学研究和工程设计中得到了广泛的应用。例如,在发展空间科学技术的研究中,通常先进行模拟实验,获得可靠的、必要的实验数据。模拟法在水电建设、地下矿物勘探、电真空器件设计等方面都具有重要的作用。

**6. 干涉法**

应用相干波干涉时所遵循的物理规律,进行有关物理量测量的方法,称为干涉法。利用干涉法可以进行物体的长度、薄膜的厚度、微小的位移与角度、光波波长、透镜的曲率半径、气体或液体的折射率等物理量的精确测量,并可检验某些光学元件的质量等。

例如,在著名的牛顿环实验中,可通过对等厚干涉图样牛顿环的测量,求出平凸透镜的曲率半径;在迈克尔逊干涉仪的使用实验中,应用干涉图样,可准确地测定光束的波长、薄膜的厚度、微小的位移与角度等物理量。

测量振动频率的主要方法之一就是共振干涉法。将一未知振动施加于频率可调的已知振动系统,调节已知振动系统的频率,当两者发生共振时,则此已知频率即是该未知系统的固有频率。如振簧式频率计的工作原理就是共振干涉法。

在用驻波法测定声波波长实验中,驻波是由振幅、频率和传播速度都相同的两列相干波在同一直线上沿相反方向传播时叠加而形成的一种特殊形式的干涉现象,当其反射波的频率与入射波的频率相等时,将形成共振,此时驻波最为显著。基于这一原理,通过改变反射面和发射面的距离,用压电陶瓷换能器将声波的能量转换为电能,通过示波器所呈现的李萨如图形来确定驻波的波节位置和相应的波长,从而测定声波的波长。

**7. 转换法**

(1)转换测量的定义与意义

许多物理量,由于属性关系无法用仪器直接测量,或者即使能够进行测量,但测量起来也很不方便且准确性差,为此常将这些物理量转换成其他能方便、准确测量的物理量来进行测量,之后再反求待测量,这种测量方法叫作转换法。最常见的玻璃温度计,就是利用在一定范围内材料的热膨胀系数与温度的关系,将温度测量转换为长度测量。由上述转换法测量的定义可知,转换法测量至少有以下四方面的意义。

①把不可测的量转换为可测的量

质子衰变为此类问题的一个典型。长期以来,人们认为质子是一种稳定的粒子,但进一步的理论预言质子的寿命是有限的,质子也会衰变成正电子及介子,其平均寿命约为 $10^{31}$ 年。这个时间是一个不可测出的时间,也是等待不到的时间,地球也只存在几十亿年。于是解决的途径是如果用 $10^{33}$ 个质子(每吨水约有 $10^{29}$ 个质子),则一年内可有近 100 个质子发生衰变,使原来根本没有可能实现的事情变成有可能实现了。这里把时间概率转换为空间概率,从而把不能测的物理量变为可测的物理量。

我国古代曹冲称象的故事,也包含了把不能直接测的大象的质量,变成可测的石块的质量这一转换法思想。

②把不易测准的量转换为可测准的量

有时某个物理量虽然在某种条件下是可以测定的,其实验方案也可以实现,但是这种测量只能是粗略的测量,换一个途径则可测得准确些。最典型的例子就是利用阿基米德原理测量不规则物体的体积,把不易测准的不规则物体的体积变成容易准确测量的浮力来测量。

③用测量改变量替代测量物理量

把测量物理量变为测量该物理量的改变量也是转换测量法的一种。在基础实验中,金属丝杨氏模量的测定就是通过金属丝长度的改变量 $\Delta L$ 的测量来进行的。

④绕过一些不易测准的量

在实际的实验或测量工作中,可以测量的量、可以选择的条件是众多的,在这样的情形下,可以在一定的范围内,绕过一些测不准或不好测的量,选择一些容易测准的量来进行测量。例如,在综合实验中,光电效应法测普朗克常量 $h$ 就是利用了爱因斯坦的光电效应方程,即

$$U_{s} = \left( \frac{h}{c} \right) \cdot \nu - \frac{W_0}{e}$$

测出不同入射光频率 $\nu$ 对应的光电流截止电压 $U_s$,做出 $U_s - \nu$ 关系直线,由该直线的斜率可方便地求出普朗克常量 $h$,而不必考虑金属表面的逸出功 $W_0$ 究竟为多少。

(2)两种基本的转换测量法

①参量转换法

利用各种参量变换及其变化的相互关系来测量某一物理量的方法称为参量转换法。例如,在拉伸法测金属丝的杨氏模量实验中,依据胡克定律在弹性限度内应力 $\frac{F}{S}$ 与应变 $\frac{\Delta L}{L}$ 成正比,即

$$\frac{F}{S} = E \cdot \frac{\Delta L}{L}$$

得出其比例系数 $E$,即为金属丝的杨氏模量。利用此关系式,可将关于杨氏模量 $E$ 的测量转换为应力 $\frac{F}{S}$ 与应变 $\frac{\Delta L}{L}$ 的测量。

②能量转换法

能量转换法是利用换能器(如传感器)将一种形式的能量转换为另一种形式的能量来进行测量的方法,一般来说,是将非电学物理量转换成电学量。例如,热电转换,就是将热学量转换为电学量的测量;压电转换,就是将压力转换为电学量的测量;光电转换,就是将光学量转换为电学量的测量;磁电转换,就是将磁学量转换为电学量的测量。

能量转换法的主要优点如下:

a.非电量转换成电学量信号,电信号容易传递和控制,因而可方便地进行远距离的自动控制和遥测;

b.测量结果可以数字化显示,并可以与计算机相连接进行数据处理和在线分析;

c.电测量装置的惯性小、灵敏度高、测量幅度范围大、测量频率范围宽。

因此,能量转换法在科学技术与工程实践中得到了广泛的应用,特别在静态测试向动态测试的发展中显示出更多的优越性。

(3)转换法测量与传感器

转换法测量最关键的器件是传感器。传感器种类很多,从原理上讲所有物理量都能找到与之相应的传感器,从而将这些物理量转换为其他信号进行测量。

一般传感器由两个部分组成:一个是敏感元件,另一个是转换元件。敏感元件的作用是接收被测信号,转换元件的作用是将所接收的待测信号按一定的物理规律转换为另一种可测信号。传感器性能的优劣由其敏感程度以及转换规律是否单一来决定。敏感程度越高,

测量越精确;转换规律越单一,干扰就越小,测量效果就越好。例如,在综合性实验中,用磁阻传感器测量地磁场,磁阻传感器就是一种磁电转换器件,其基本原理是霍耳效应和磁阻效应。用集成霍耳传感器作为探测器探测载流线圈的磁场,也是将磁学量的测量转换为电学量的测量来进行的。

传感器是现代检测、控制等仪器设备的重要组成部分,由于电子技术的不断进步,计算机技术的快速发展,传感器在现代科技与工程实践中的地位越来越突出,成为一门新兴的科学技术。

# 3.2　物理实验中的基本调整与操作技术

实验中的调整和操作技术十分重要,正确的调整和操作不仅可将系统误差减小到最低,而且对提高实验结果的准确度有直接影响。有关实验调整和操作技术的内容相当广泛,熟练的实验技术和能力只能通过一个个具体的实验训练逐渐积累起来。

在实验过程中,我们必须养成良好的习惯,在进行任何测量前首先要调整好仪器,并且按正确的操作规程去做。任何正确的结果都来自仔细的调节、严格的操作、认真的观察和合理的分析。

下面介绍一些最基本的具有一定普遍意义的调整技术,以及电学实验、光学实验的基本操作规程。

**1. 零位调整**

零位的调整,就是要求测量前,首先检查各测量仪器的初始位置是否正确。由于外界环境的变化或经常使用而引起磨损等原因,仪器的零位往往会发生偏离,因此在实验前应检查和校准仪器的零位,以避免不必要的零位误差引入。

绝大多数测量工具及仪表,如螺旋测微计、电压表都有其零位。零位校准的方法一般有两种:一种是测量仪器有零位校准器的(如电表等),则应调整校准器,使仪器在测量前处于零位;另一种是仪器不能进行零位校正(如端点磨损的米尺或螺旋测微计等),则在测量前应先记下初读数,以便在测量结果中加以修正,注意"零点偏差"有正负之分。

**2. 水平、铅直调整**

多数实验仪器装置在使用前常常需要进行水平和铅直的调节,如调平台的水平或支柱的铅直。这种调整可借助悬锤与水平仪。几乎所有需要调整水平或铅直状态的实验装置都在底座上装有三个(或两个)调节螺丝,三个螺丝的连线呈等边三角形或等腰三角形,如图3.5 所示。

用悬锤调整铅直时,只要下悬的锤头尖与底座上的座尖对准即可。用气泡水平仪调整时,则要使气泡居中。一般水平与铅直调整可相互转化,互为补充。

例3.1　在机械加工的垂直度和平整度有保证的情况下,立柱铅直的调整就可转化为图3.5 中的三个螺丝1,2,3 的水平等高调整。调整时,首先将长方形的水平仪放在与螺丝2,3 连线平行的 $AB$ 线上,调节螺丝2(或螺丝3)使气泡居中;然后将水平仪置于与 $AB$ 垂直方向的 $CD$ 线上,再调节螺丝1,使气泡居中。这时三个螺丝1,2,3 大致在同一水平面上,即立柱已大致处于铅直状态。由于调整相互影响，故需做反复的调节，逐次逼近，直至水平仪置于任意位置时气泡都居中，这时立柱即处于铅直状态。

**例 3.2** 欲调整一圆管的水平，若圆管上无法放置水平仪，则可在管子的后面放置一画有正交方格的坐标纸，如图 3.6 所示。使方格的水平线与管子 AB 的边沿相切，在管子 C 处挂一重锤 D，调整管子 A,B 端的高度，观察悬线 CD，直至 CD 与管子后面坐标纸上方格的铅直线平行为止。此时，管子已处于水平位置。这是水平调整化为铅直调整的实例。

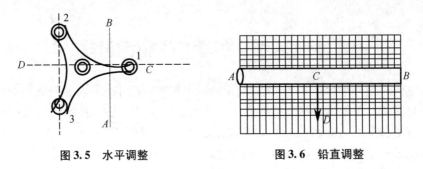

图 3.5　水平调整　　　　　　图 3.6　铅直调整

### 3. 消除视差

实验测量中，当读数标线（指针、叉丝）和标尺平面不重合时，会出现视差现象。即当眼睛在不同位置观察时，读得的指示值会有差异。例如，电表的指针和标度面总是离开一定距离。实验时必须消除视差，以保证测量的正确性。

有无视差可根据观测时人眼稍稍移动，标线与标尺刻度是否有相对运动来判断。我们用人眼直接观察物体为例来说明：设 A,B 两点代表两个不重合的物点［图 3.7(a)］，人眼（假定用一只眼）在左、中、右不同位置观察时，就会得出不同的结论。在中间观察时，认为 A 点与 B 点重合；在左面观察时，认为 A 点在左 B 点在右；在右面观察时，则认为 B 点在左 A 点在右。所以人眼左右稍稍移动时，就会观察到 A 点和 B 点有相对运动，即有视差。若 A,B 两点重合在一起［图 3.7(b)］，那么无论人眼在什么位置上进行观测，都不会出现视差。

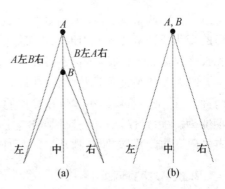

图 3.7　视差现象
(a) A,B 两点不重合；(b) A,B 两点重合

消除视差有两种方法：一是使视线垂直标尺平面读数。例如，用米尺测量物体长度时，应该在如图 3.8 所示的正确位置读数；又如，电表表盘上均附有平面反射镜，当观察到指针与其像重合时，指针所指刻度为正确读数值。二是使标尺平面与被测物在同一平面内，如游标卡尺的游标尺被做成斜面，就是为了使游标尺的刻线端与主尺接近处于同一平面，减少视差。

在用光学仪器进行非接触式测量时也需要做消除视差调节，常用到带有叉丝的测微目镜、望远镜或读数显微镜。望远镜和读数显微镜基本光路如图 3.9 所示。它们的共同特点是在目镜焦平面（$F_2$ 处）内侧附近装有一个十字叉丝（或带有刻度的玻璃分划板），若被观

察物经物镜后成像 $A_1B_1$ 落在叉丝位置处,人眼经目镜看到叉丝与物体的最后虚像 $A_2B_2$ 都在明视距离处的同一平面上,这样便无视差。

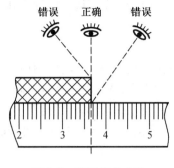

图 3.8　消除视差方法

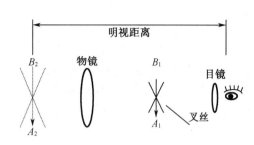

图 3.9　望远镜和读数显微镜基本光路

要消除视差,需要仔细调节目镜(连同叉丝)与物镜之间的距离,使被观察物经物镜后成像在叉丝所在的平面内。一般是一边仔细调节一边稍稍移动人眼,看看两者是否有相对运动,若无相对运动,则无视差。

#### 4. 光路的共轴调整

薄透镜成像公式仅在近轴光线的条件下才能成立。对于一个透镜的装置,应使发光点处于该透镜的主光轴上,并在透镜前适当位置上加一光阑,挡住边缘光线,使入射光线与主光轴的夹角很小,对于由 $n$ 个透镜等元件组成的光路,应使各光学元件的主光轴重合,才能满足近轴光线的要求。习惯上把各光学元件主光轴的重合称为同轴等高。显然,同轴等高的调节是光学实验必不可少的一个步骤。在后续光学实验中不再赘述此要求。

调节时,先用眼睛判断,将光源和各光学元件的中心轴调节成大致重合,然后借助仪器或者应用光学的基本规律来调整。在本实验中,我们利用透镜成像的共轭原理进行调整。

(1)按图 3.10 放置物、透镜和像屏,使 $L>4f(f$ 为透镜的焦距),然后固定物和像屏。

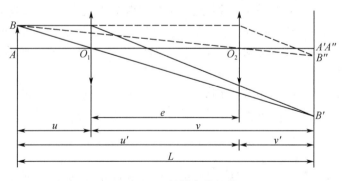

图 3.10　同轴等高的调节

(2)当移动透镜到 $O_1$ 和 $O_2$ 两处时,像屏上分别得到放大和缩小的像。物点 $A$ 处在主光轴上,它的两次成像位置 $A'$, $A''$ 重合于 $A'$,物点 $B$ 不在主光轴上,它的两次成像位置 $B'$, $B''$ 分开。当 $B$ 点在主光轴上方时,放大的像点 $B'$ 在缩小的像点 $B''$ 的下方。反之,则表示 $B$ 点在主光轴的下方。调节物点的高低,使经过透镜两次成像的位置重合,即达到了同轴等高。

(3)若固定物点 A,调节透镜的高度,也可出现步骤(2)中所述的现象。根据观察到的透镜两次成像的位置关系,判断透镜中心是偏高还是偏低。最后将系统调成同轴等高。

**5. 逐次逼近法**

任何调整几乎都不是一蹴而就的,都要经过仔细、反复的调节。一个简便而有效的技巧是"逐次逼近",即依据一定的判据,逐次缩小调整范围,使系统较快地达到所需状态。判断依据在不同的仪器中是不同的,如物理天平是看指针是否指向中央,平衡电桥是看检流计指针是否指零。逐次逼近调节法在天平、电桥、电位差计等仪器的平衡调节中都用到,在光路的共轴调整、分光计调整中也用到,它是一个经常使用的调节方法。

**6. 先定性,后定量**

实验时不要急于获得测量结果,盲目操作,应采用"先定性,后定量"的原则进行实验,可以减少精力和物资的浪费。具体做法是在定量测定前,先定性地观察实验变化的全过程,了解一下变化的规律,然后再着手进行定量测量。

**7. 电学实验的操作规程**

(1)注意安全

电学实验使用的电源通常是 220 V 的交流电和 0 ~ 24 V 的直流电,但有的实验电压高达 $10^4$ V 以上。一般人体接触 36 V 以上的电压时,就会有危险,所以在做电学实验的过程中要特别注意人身安全,谨防触电事故发生。实验者要做到以下几点:

①接、拆线路,必须在断电状态下进行;

②操作时,人体不能触摸仪器的高压带电部位;

③高压部分的接线柱或导线,一般要用红色标志,以示危险。

(2)正确接线,合理布局

①看清和分析电路图中共有几个回路,一般从电源的正极开始,按从高电势到低电势的顺序接线。如果有支路,则应把第一个回路完全接好后,再接另一个回路,切忌乱接。

②仪器布局要合理。要将需要经常控制和读数的仪器置于操作者面前,开关一定要放在最易操纵的地方。

③各器件要处于正确使用状态。例如,接通电源前,电源输出电压和分压器输出电压均置于最小值处,限流器的接入电路部分阻值置于最大值处,电表要选择合理的量程,电阻箱阻值不能为零,等等。

(3)检查线路

电路接完后,要仔细自查,确保无误后,经教师复查同意,方能接通电源进行操作。合上电源开关时,要密切注意各仪表是否正常工作,若有反常,立即切断电源排除故障,并报告指导教师。

(4)实验完毕仪器要整理

实验完毕,先切断电源,实验结果经教师认可后,方可拆除线路,并把各器件按要求放置整齐。

**8. 光学实验的操作要点**

（1）光学器件保护

光学实验是"清洁的实验"，对光学仪器和元件，应注意防尘，保持干燥以防发霉，不能用手或其他硬物碰、擦光学元件的表面，也不能对着它呼气，必要时可用擦镜纸或蘸有酒精或乙醚溶液的脱脂棉轻擦。

（2）对机械部分操作要轻、稳

光学仪器的机械可动部分很精密，操作时动作要轻，用力要均匀平稳，不得强行扭动，也不要超过其行程范围，否则将会大大降低其精度。

（3）注意眼睛安全

一方面要了解光学仪器的性能，以保证正确安全地使用；另一方面光学实验中用眼的机会很多，因此要注意对眼睛的保护，不使其过分疲劳，特别是对激光光源，更应注意，绝对不允许用眼睛直接观看激光束，以免灼伤眼球。

此外，在暗房中工作还要注意用电安全。

**9. 避免空程误差的操作技术**

由螺杆和螺母构成的传动与读数机构的仪器，由于螺母与螺杆之间有螺纹间隙，往往测量开始或反向转动螺杆时，螺杆需转过一定角度才能与螺母啮合，结果与螺杆连接在一起的读数转轮已有读数改变，而由螺母带动的机构尚未产生位移，造成虚假读数而产生空程误差或回旋误差。为避免空程误差或回旋误差，使用如测微目镜、读数显微镜等这类仪器时，必须单方向旋转读数转轮，待螺杆和螺母啮合后才开始测量，并且保持整个读数过程继续沿同一方向前进，切勿忽正忽反地旋转。

仪器的调节，不仅是一项基本的实验操作，而且包含着丰富的物理内涵。必须在详细了解仪器性能特点的基础上，建立起清晰的物理图像，选择有效而又准确的调节方法，根据观察到的现象，要学会检验和判断仪器是否处于正常工作状态，只有这样才能快速、准确地完成实验内容。

# 第4章 力学与热学实验

## 实验1 基本测量

**[实验目的]**

1. 掌握测量规则物体密度的一种方法。
2. 学习物理天平的使用方法。
3. 掌握游标卡尺的原理,学会正确使用游标卡尺。
4. 学会正确使用螺旋测微计,了解它的结构和原理。

**[实验仪器]**

实验仪器包括游标卡尺、螺旋测微计、物理天平、待测圆柱体。

1. 游标卡尺

游标卡尺是一种能准确到 0.1 mm 以上的较精密的量具,用它可以测量物体的长、宽、高、深及工件的内、外直径等。它主要由一个按米尺刻度的主尺和一个可沿主尺移动的游标(又称副尺)组成的。常用的一种游标卡尺的结构如图4.1所示。D 为主尺,E 为副尺,主尺和副尺上有测量钳口 AB 和 A′B′。钳口 A′B′ 用来测量物体内径;尾尺 C 在背面与副尺相连,移动副尺时尾尺也随之移动,可用来测量孔径深度;F 为锁紧螺钉,旋紧它,副尺就与主尺固定了。

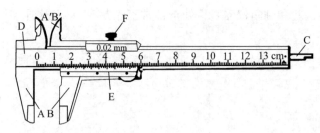

**图4.1 游标卡尺**

如果用 $a$ 表示主尺最小分度值,用 $N$ 表示游标分度数,通常设计 $N$ 个游标分格的长度与主尺上 $(vN-1)$ 个分格的总长度相等,利用 $v$ 倍主尺最小刻度值 $va$ 与游标上最小刻度值之差来提高测量的精度。游标上最小刻度值为 $b$,则有 $Nb=(vN-1)a$,差值为 $va-b=va-\dfrac{vN-1}{N}a=\dfrac{a}{N}$,倍数 $v$ 称为游标系数,通常取 1 或 2。由此可知,$a$ 一定时,$N$ 越大,其比值 $(va-b)$ 越小,测量时读数的准确度越高。该差值 $\dfrac{a}{N}$ 通常称为游标的分度值或精度,这就是游标分度原理。不同型号和规格的游标卡尺,其游标的长度和分度数可以不同,但其游标卡尺的分度原理均相同。本实验室所用的是游标系数为 1 的 50 分度游标卡尺。$N = 50$,$a = 1$ mm,分度值为 $\dfrac{1}{50} = 0.02$ mm,此值正是测量时能读到的最小读数(也是仪器的示值误差),如图 4.2 所示。

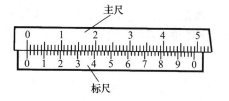

图 4.2　主尺与标尺

读数时,待测物的长度 $L$ 可分为两部分读出后再相加。先在主尺上与游标“0”线对齐的位置读出毫米以上的整数部分 $L_1$,再在游标尺上读出不足 1 mm 的小数部分 $L_2$,则 $L = L_1 + L_2$。$L_2 = k\dfrac{1}{N}$ mm,$k$ 为游标上与主尺某刻度线对得最齐的那条刻度线的序数。例如,如图 4.3 所示,游标尺的读数为 $L_1 = 0$,$L_2 = k\dfrac{1}{N} = \dfrac{12}{50} = 0.24$ mm,所以 $L = L_1 + L_2 = 0.24$ mm。

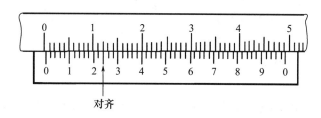

图 4.3　50 分度游标卡尺

许多游标卡尺的游标上常标有数值,$L_2$ 可以直接从标尺上读出。如图 4.3 所示,可以从标尺上直接读出 $L_2$ 为 0.24 mm。

2. 螺旋测微计

螺旋测微计(又称千分尺)是螺旋测微量具中的一种,读数显微镜、光学测微目镜及迈克尔逊干涉仪的读数部分也都是利用螺旋测微原理制成的。

螺旋测微计是一种较游标卡尺更精密的量具,常用来测量线度小且准确度要求较高的物体的长度。较常见的一种螺旋测微计的构造如图 4.4 所示。

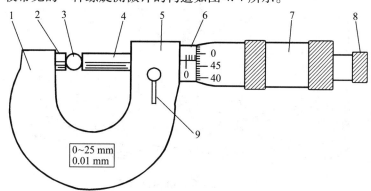

图 4.4　螺旋测微计构造图

1—尺架;2—固定测砧;3—待测物体;4—测微螺杆;5—螺母套管;

6—固定套管;7—微分筒;8—棘轮;9—锁紧装置

该量具的核心部分主要由测微螺杆和螺母套管所组成,是利用螺旋推进原理而设计的。测微螺杆的后端连着圆周上刻有 $N$ 分格的微分筒,测微螺杆可随微分筒的转动进或退。螺母套管的螺距一般取 0.5 mm,当微分筒相对于螺母套管转一周时,测微螺杆就沿轴线方向前进或后退 0.5 mm;当微分筒转过一小格时,测微螺杆则相应地移动 $\frac{0.5}{N}$ mm。可见,测量时沿轴线的微小长度的变化均能在微分筒圆周上准确地反映出来。

比如 $N = 50$,则能准确读到 0.5/50 = 0.01 mm,再估读一位,则可读到 0.001 mm,这正是螺旋测微计称为千分尺的原因。实验室常用的千分尺的示值误差为 0.004 mm。

读数时,先在螺母套管的标尺上读出 0.5 mm 以上的读数,再由微分筒圆周上与螺母套管横线对齐的位置上读出不足 0.5 mm 的数值,再估读一位,则三者之和即为待测物的长度,如图 4.5 所示。图 4.5(a) 的读数为 $L = (5 + 0.5 + 0.150)$ mm = 5.650 mm,图 4.5(b)的读数为 $L = (5 + 0.150)$ mm = 5.150 mm。

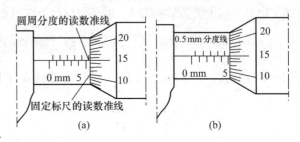

**图 4.5　螺旋测微计测量长度**

3. 物理天平

物理天平是常用的测量物体质量的仪器,其外形示意图如图 4.6 所示。天平的横梁上装有三个刀口,中间刀口置于支柱上,两侧刀口各悬挂一个秤盘。制动旋钮可使横梁上升或下降,横梁下降时制动架就会把它托住,以避免磨损刀口。横梁两端两个平衡螺母是天平空载时调平衡用的。横梁上装有游码,用于 1.00 g 以下的物体的称衡。支柱左边托盘可以托住不被称衡的物体。

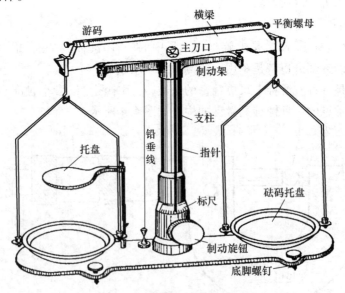

**图 4.6　物理天平外形示意图**

物理天平的规格由以下两个参量来表示:

(1)感量,是指天平平衡时,为使指针产生可觉察的偏转而在一端需加的最小质量。感量越小,天平的灵敏度越高,图 4.6 所示天平的感量为 0.1 g(出厂时,说明书已标出)。

(2)称量,是允许称衡的最大质量,图 4.6 所示天平的称量为 1 000 g(出厂时,说明书已标出)。

使用物理天平时应当注意以下几点:

(1)使用前,应调节天平底脚螺钉,使支柱上的铅垂线与尖端对齐,以保证支柱铅直;

(2)要调准零点,即先将游码移到横梁左端零线上,支起横梁,观察指针是否停在零点,如不在零点,可以调节平衡螺母,使指针指向零点;

(3)称物体时,被测物体放在左盘,砝码放在右盘,加减砝码,必须使用镊子,严禁用手;

(4)取放物体和砝码、移动游码或调节天平时,都应将横梁制动,以免损坏刀口。

[实验原理]

若某物体的质量为 $M$,体积为 $V$,密度为 $\rho$,则按密度定义有

$$\rho = M/V \tag{4.1}$$

当待测物体是一直径为 $d$,高度为 $h$ 的圆柱体时,式(4.1)变为

$$\rho = \frac{4M}{\pi d^2 h} \tag{4.2}$$

只要测出圆柱体的质量 $M$、外径 $d$ 和高度 $h$,代入式(4.2)就可以算出该圆柱体的密度 $\rho$。

一般来说,待测圆柱体各个断面的大小和形状都不完全相同。从不同方位测量它的直径,数值稍有差异,圆柱体的高度各处也不一样。为此,要精确测定圆柱体的体积,必须在它的不同位置测量直径和高度,求出直径和高度的算术平均值。测圆柱体的直径时,可选择圆柱体的上、中、下三个部位进行测量,每一部位至少要测量三次。每测得一个数据后,应转动一下圆柱体再测下一个数据。最后利用测得的全部数据求直径的平均值。同样,高度也应在不同位置进行多次测量。

[实验内容]

测定金属圆柱体的密度。

1. 正确使用物理天平,称出圆柱体的质量 $M$。

2. 用螺旋测微计测圆柱体外径,在不同部位测量六次,求其平均值 $\overline{d}$。

3. 用游标卡尺测圆柱体高度,在不同位置测量六次,求其平均值 $\overline{h}$。

4. 用公式(4.2)算出物体的密度 $\rho$。

5. 求出密度的相对不确定度 $u_{\rho r}$ 与绝对不确定度 $u_{\rho a}$,确定物体密度 $\rho$ 的有效数字位数。将以上数据和计算结果记录在表 4.1、表 4.2 和表 4.3 中。

[数据记录与数据处理]

表 4.1　游标卡尺测圆柱体高

| 测量 | 次数 | | | | | |
|---|---|---|---|---|---|---|
| | 1 | 2 | 3 | 4 | 5 | 6 |
| $h_i$/cm | | | | | | |
| 游标卡尺的仪器允差为 $\Delta = 0.002$ cm | | | | | | |

表 4.2　螺旋测微计测圆柱体直径

| 测量 | 次数 | | | | | |
|---|---|---|---|---|---|---|
| | 1 | 2 | 3 | 4 | 5 | 6 |
| $d_i$/cm | | | | | | |

螺旋测微计的仪器允差为 $\Delta = 0.000\ 4$ cm

表 4.3　物理天平测圆柱体质量

| 圆柱体质量 $m$/g | $m =$ | g |
|---|---|---|

物理天平的仪器允差 $\Delta = 0.03$ g

[思考题]

试扼要地说明为什么圆柱体的高度要用游标卡尺测量,直径要用螺旋测微计测量? 若用米尺测量这两个量,测得的金属密度的结果表达式有何不同?

# 实验 2　简谐振动特性研究

[实验目的]

1. 测量弹簧劲度系数,验证胡克定律。
2. 测量弹簧做简谐振动的周期,求得弹簧的劲度系数。
3. 研究弹簧振子做简谐振动时周期与振子的质量、弹簧劲度系数的关系。

[实验仪器]

如图 4.7 所示,实验仪器包括新型焦利秤、霍耳开关传感器及固定块、计数计时仪。

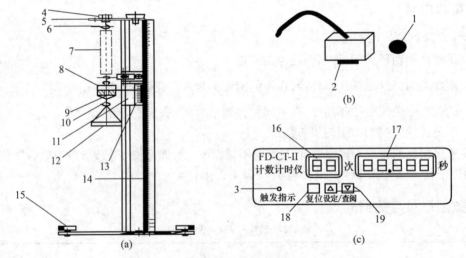

图 4.7　实验仪器

(a)新型焦利秤;(b)霍耳开关传感器及固定块;(c)计数计时仪
1—小磁钢;2—霍耳开关传感器;3—触发指示灯;4—调节旋钮;5—横壁;6—吊钩;7—弹簧;8—配重圆柱体;
9—小指针;10—挂钩;11—小镜;12—砝码托盘;13—游标尺;14—主尺;15—水平调节螺丝;
16—计数显示器;17—计时显示器;18—复位键;19—设定/查阅功能按键

**[实验原理]**

1. 胡克定律

弹簧在外力作用下将产生形变,在弹性限度内,外力和它的形变量成正比,即

$$F = K\Delta y \tag{4.3}$$

这就是胡克定律。式中,$K$ 为弹簧的劲度系数,它与弹簧的形状、材料有关。通过测量 $F$ 和相应的 $\Delta y$ 的对应关系,就可由式(4.3)推算出弹簧的劲度系数 $K$。

2. 简谐振动的周期

将质量为 $M$ 的物体垂直悬挂于支架上弹簧的自由端,构成一个弹簧振子,若物体在外力作用下离开平衡位置少许,然后释放,则物体就在平衡位置附近做简谐振动,其周期为

$$T = 2\pi \sqrt{\frac{M + pM_0}{K}} \tag{4.4}$$

式中,$p$ 是待定系数,它的值近似为 1/3;$M_0$ 是弹簧本身的质量;$pM_0$ 为弹簧的有效质量。通过测量弹簧振子的振动周期,就可由式(4.4)计算出弹簧的劲度系数 $K$。

3. 磁敏开关

集成开关型霍耳传感器简称霍耳开关,是一种高灵敏度磁敏开关。其外形如图 4.8 所示,在 $V_+$ 和 $V_-$ 间加 5 V 直流电压,$V_+$ 接电源正极,$V_-$ 接电源负极。当垂直于该传感器的磁感应强度大于某值 Bop 时,该传感器处于"导通"状态,这时在 OUT 脚和 $V_-$ 脚之间输出电压极小,近似为

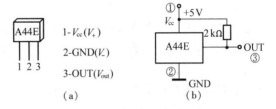

图 4.8　霍耳传感器示意图
(a)霍耳开关;(b)使用连接线

零;当磁感应强度小于某值 Brp(Brp < Bop)时,输出电压等于 $V_+$ 和 $V_-$ 两端所加的电源电压。利用集成霍耳开关这个特性,可以将传感器输出信号输入周期测定仪,测量物体转动的周期或物体移动所需时间。

**[实验内容]**

1. 测量弹簧劲度系数 $K$

(1)用新型焦利秤测定弹簧的劲度系数 $K$

①调节底板的三个水平调节螺丝,使焦利秤立柱垂直。

②在主尺顶部挂入吊钩,再安装弹簧和配重圆柱体(两个小圆柱体),小指针夹在两个配重圆柱体中间,配重圆柱体下端通过吊钩勾住砝码托盘,这时弹簧已被拉伸一段距离,如图 4.7(a)所示。

③调整小游标的高度使小游标左侧的基准刻线大致对准指针,锁紧固定小游标的锁紧螺钉,然后调节微调螺丝使指针与镜子边框上的刻线重合,当镜子边框上刻线、指针和像重合时,才能通过主尺和游标尺读出读数。

④先在砝码托盘中放入 1 g 砝码,然后再重复实验步骤③,读出此时指针所在的位置值。然后放入托盘中 9 个 1 g 砝码,通过主尺和游标尺读出每个砝码被放入后小指针的位置值;再依次从托盘中把这 10 个砝码一个个取下,记下对应的位置值(读数时须注意消除视差)。

⑤根据每次放入或取下砝码时对应砝码的质量 $M_i$ 和对应的伸长值 $y_i$,用作图法或逐差法,求得弹簧的劲度系数 $K$。

（2）测量弹簧做简谐振动时的周期,通过计算得出弹簧的劲度系数

①取下弹簧下的砝码托盘、吊钩、配重圆柱体和指针,挂入 20 g 铁砝码。铁砝码下吸有磁钢片,磁极须正确摆放,使霍耳开关感应面对准 S 极,否则不能使霍耳开关导通。

②把带有传感器的探测器装在镜尺的左侧面,探测器通过同轴电缆线与计数计时器输入端连接。

③拨通计时器的电源开关,使计时器预热 10 min。

④上下移动镜尺调整霍耳开关探测器与小磁钢的间距(约 4 cm),使磁钢与霍耳传感器正面对准,以使小磁钢在振动过程中比较好地触发霍耳传感器。

⑤向下拉动砝码使指针拉伸一定距离,从而使小磁钢面贴近霍耳传感器的正面,这时可看到触发指示的发光二极管是暗的,然后松开手,让砝码上下振动,用霍耳开关探测器方法记录弹簧振动 50 次的时间,并计算振动周期,代入式(4.4),计算弹簧的劲度系数。

（3）将伸长法和振动法测得的弹簧劲度系数进行比较

（略）

2. 用新型焦利秤测量微小拉力,求液体的表面张力系数(选做)

在弹簧秤下挂一个直径为 3.2 cm 的薄型圆环。在其下面另配一个升降台,升降台上放一个玻璃器皿,器皿中注入纯水,测量金属环与水接触后,水柱因液面下降,到液柱变薄直至拉断前瞬间的力和拉断后的力,此二力之差便是液体水的表面张力。已知表面张力及作用力的长度,可以求得表面张力系数。

## [数据记录与数据处理]

1. 用新型焦利秤测定弹簧劲度系数 $K$

将实验数据填入表4.4中。

表4.4 $y-m$ 关系数据

| 次数 | 砝码质量 $m$/kg | 标尺读数 $y$ /mm | | | 逐差值/mm | |
| --- | --- | --- | --- | --- | --- | --- |
| | | 增加砝码 | 减小砝码 | 平均 | $\Delta y$ | 逐差 |
| 1 | 1.000 | | | | $\Delta y_1 = \lvert y_6 - y_1 \rvert$ | |
| 2 | 2.000 | | | | $\Delta y_2 = \lvert y_7 - y_2 \rvert$ | |
| 3 | 3.000 | | | | $\Delta y_3 = \lvert y_8 - y_3 \rvert$ | |
| 4 | 4.000 | | | | $\Delta y_4 = \lvert y_9 - y_4 \rvert$ | |
| 5 | 5.000 | | | | $\Delta y_5 = \lvert y_{10} - y_5 \rvert$ | |
| 6 | 6.000 | | | | $\Delta \bar{y}$ | |
| 7 | 7.000 | | | | | |
| 8 | 8.000 | | | | | |
| 9 | 9.000 | | | | | |
| 10 | 10.000 | | | | | |

由 $F = K\Delta y$，得 $K = \dfrac{F}{\Delta y} = $ ＿＿＿＿＿＿。

2. 测量弹簧做简谐振动的周期,计算出弹簧的劲度系数

测弹簧振动 50 次时间为 ＿＿＿＿＿ s,得弹簧振动周期 $T = $ ＿＿＿＿＿ s,取 $p \approx \dfrac{1}{3}$,用天平

秤得 $M_0 = $ ＿＿＿＿＿ , $M = $ ＿＿＿＿＿（包括小磁钢质量）,由 $T = 2\pi \sqrt{\dfrac{M + pM_0}{K}}$,得 $K = $

$\dfrac{M + pM_0}{(T/2\pi)^2} = $ ＿＿＿＿＿。

# 实验 3　弦振动共振波形的观测

本实验研究波在弦上的传播、驻波形成的条件,及改变弦长、张力、线密度、驱动信号频率等状况下对波形的影响,并可观察共振波形和波速的测量。

## ［实验目的］

1. 了解波在弦上的传播及驻波形成的条件。
2. 测量不同弦长和不同张力时的共振频率。
3. 测量弦线的线密度。
4. 测量弦振动时波的传播速度。

## ［实验仪器］

实验仪器包括 FB301 型弦振动研究实验仪、FB301 型弦振动实验信号源、双踪示波器。弦振动实验装置如图 4.9 所示。

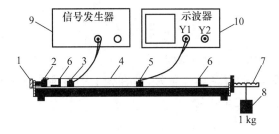

**图 4.9　弦振动实验装置**
1—调节螺杆;2—圆柱螺母;3—驱动传感器;4—钢丝弦线;5—接收传感器;
6—支撑板;7—拉力杆;8—悬挂砝码;9—信号发生器;10—示波器

## ［实验原理］

正弦波沿着拉紧的弦传播,可用下式来描述,即

$$y_1 = y_m \sin\left[2\pi\left(\dfrac{x}{\lambda} - ft\right)\right] \tag{4.5}$$

如果弦的一端被固定,那么当波到达 $y_1$ 端点时,此时波会反射回来,此反射波可表示为

$$y_2 = y_m \sin\left[2\pi\left(\frac{x}{\lambda} + ft\right)\right] \tag{4.6}$$

在保证这些波的振幅不超过弦所能承受的最大振幅时,两束波叠加后的波方程为

$$y = y_1 + y_2 = y_m \sin\left[2\pi\left(\frac{x}{\lambda} - ft\right)\right] + y_m \sin\left[2\pi\left(\frac{x}{\lambda} + ft\right)\right] \tag{4.7}$$

利用三角公式可求得

$$y = 2y_m \sin(2\pi x/\lambda)\cos(2\pi ft) \tag{4.8}$$

由式(4.8)可知,当时间固定为 $t_0$ 时,弦的形状是振幅为 $2y_m \cos(2\pi ft_0)$ 的正弦波形;在位置固定为 $x_0$ 时,弦做简谐振动,振幅为 $2y_m \sin(2\pi x_0/\lambda)$。因此,当 $x_0 = \frac{1}{4}\lambda, \frac{3}{4}\lambda, \frac{5}{4}\lambda, \cdots$ 时波的振幅达到最大;而当 $x_0 = \frac{1}{2}\lambda, \lambda, \frac{3}{2}\lambda, \cdots$ 时波的振幅为零,这种波称为驻波。

以上分析是假定驻波是由原波和反射波叠加而成的。实际上,弦线的两端都是被固定的,在驱动线圈的激励下,弦线受到一个交变磁场力的作用,会产生振动,形成横波。当波传到一端时都会发生反射,一般来说,不是所有增加的反射都是同相的,而且振幅都很小。当均匀弦线的两个固定端之间的距离等于弦线中横波的半波长的整数倍时,反射波就会同相,产生振幅很大的驻波,弦线会形成稳定的振动。当弦线的振动为一个波腹时,该驻波为基波,基波对应的驻波频率为基频,也称共振频率;当弦线的振动为两个波腹时,该驻波为二次谐波,对应的驻波频率为基频的两倍。一般情况下,基波的振动幅度比谐波的振动幅度大。

另外,从弦线上观察到的频率(即从示波器上观察到的波形)一般是驱动频率的两倍,这是因为驱动的磁场力在一个周期内两次作用于弦线的缘故。当然,通过仔细地调节,弦线的驻波频率等于驱动频率或者为驱动频率的倍数也是可能的,这时的振幅会小些。

下面就共振频率与弦长、张力、弦线的线密度之间的关系进行分析。

只有当弦线的两个固定端的距离等于弦线中横波对应的半波长的整数倍时,才能形成驻波,即

$$L = n\frac{\lambda}{2} \text{ 或 } \lambda = \frac{2L}{n}$$

式中,$L$ 为弦长;$\lambda$ 为驻波波长;$n$ 为波腹数。

另外,根据波动理论,假设弦柔性很好,波在弦上的传播速度 $V$ 取决于两个变量,即线密度 $\mu$ 和弦的拉紧度 $T$,其关系式为

$$V = \sqrt{\frac{T}{\mu}} \tag{4.9}$$

式中,$\mu$ 为弦线的线密度,即单位长度的弦线的质量,单位为 kg/m;$T$ 为弦线的张力,单位为 N 或 kg·m/s$^2$。再根据 $V = f \cdot \lambda$ 可得

$$V = f \cdot \lambda = \sqrt{\frac{T}{\mu}} \tag{4.10}$$

当 $\mu$ 值已知时,可求得频率 $f$,即

$$f = \sqrt{\frac{T}{\mu}} \cdot \frac{n}{2L} \tag{4.11}$$

如果已知 $f$,则可求得线密度 $\mu$,即

$$\mu = \frac{n^2 T}{4L^2 f^2} \tag{4.12}$$

[实验内容]

1. 实验前准备

(1)选择一条弦,将弦带有铜圈的一端固定在拉力杆的 U 形槽中,把另一端固定到调整螺杆上圆柱形螺母上端的小螺钉上。

(2)把两块支撑板放在弦下相距为 L 的两点上(它们决定振动弦的长度)。

(3)挂上砝码(0.50 kg 或 1.00 kg)到实验所需的拉紧度的拉力杆上,然后旋动调节螺杆,使拉力杆水平(这样才能根据挂的物块质量精确地确定弦的拉紧度),如图 4.10 所示。如果悬挂砝码 M 在拉力杆的挂钩槽 1 处,弦的拉紧度(张力)等于 $1Mg$,$g$ 为重力加速度($g = 9.80$ m/s$^2$),如果挂在挂钩槽 2 处,弦张力为 $2Mg$……

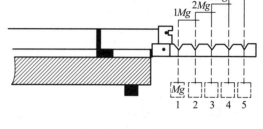

图 4.10　拉力杆示意图

注意:由于砝码的位置不同,弦线的伸长量也有变化,故须重新微调拉力杆的水平位置。

(4)按图 4.9 连接好导线。

2. 实验内容

提示:为了避免接收传感器和驱动换能器之间的电磁干扰,在实验过程中要保证两者之间的距离不小于 10 cm。

(1)放置两个相距 60 cm 的支承板,在其上面装上一条弦。在拉力杠杆上挂上质量为 1.00 kg 的铜砝码(仪器随带砝码:500 g 一个,200 g 一个,100 g 两个,50 g 一个,钩码 50 g 一个,总质量共计 1.00 kg),旋动调节螺杆,使拉力杠杆处于水平状态,把驱动线圈放在离支承板 5~10 cm 处,把接收线圈放在弦的中心位置,把弦的张力 $T$ 和线密度 $\mu$ 记录下来。

(2)调节信号发生器,产生正弦波,同时把示波器灵敏度调节到 $k_y = 5$ 毫伏/格。

(3)慢慢提高信号发生器频率,观察示波器接收到的波形振幅的改变。注意:频率调节过程不能太快,因为弦线形成驻波的过程需要一定的能量积累时间,太快则来不及形成驻波。如果不能观察到波形,则可以适当增大信号源的输出幅度;如果弦线的振幅太大,造成弦线敲击传感器,则应适当减小信号源输出幅度。一般信号源输出为$(2~3)V_{p-p}$时,即可观察到明显的驻波波形,同时观察弦线,可看到有明显的振幅。当弦振动最大时,示波器接收到的波形振幅最大,弦线达到了共振,这时的驻波频率就是共振频率。记下示波器上波形的周期,即可得到共振频率 $f$。

注意:一般弦的振动频率不等于信号源的驱动频率,而是驱动频率的两倍或整数倍。

(4)记录下弦线的波腹波节的位置,如果弦线只有一个波腹,这时的共振频率为基频,且波节就是弦线的两个固定端(两个支承板处)。

(5)再增加输出频率,连续找出几个共振频率(3~5 个),当驻波的频率较高,弦线上形成几个波腹、波节时,弦线的振幅会较小,肉眼可能不易观察到。这时先把接收线圈移向右边支承板,再逐步向左移动,同时观察示波器,找出并记下波腹和波节的个数及每个波腹和波节的位置。一般这些波节应该是均匀分布的。

(6)根据所得数据,算出共振波的波长(两个相邻波节的距离等于半波长)。

(7)移动支承板,改变弦的长度。根据以上步骤重复做五次。记录下不同的弦长和共振频率。注意:两个支承板的距离不要太小,当弦长较小、张力较大时,需要较大的驱动信号幅度。

(8)使两个支承板相距60 cm(或自定),并保持不变。弦的张力由砝码所挂的位置决定(如图4.10所示,这些位置的张力成1,2,3,4,5的整倍数关系),通过改变弦的张力(也称拉紧度),测量并记录下不同拉紧度下的驻波的共振频率(基频)和张力。观察共振波的波形(幅度和频率)是否与弦的张力有关?

(9)使弦处于第三挡拉紧度,即物块挂于$3Mg$处,使两个支承板相距60 cm(上述条件也可自选一合适的范围)。保持上述条件不变,换不同的弦,改变弦的线密度(共有3根线密度不同的弦线),根据步骤(3)和步骤(4)测量一组数据。观察共振频率是否与弦的线密度有关,共振波的波形是否与弦的线密度有关?

[**数据记录与数据处理**]

1. 不同弦长时的共振频率(记录到表4.5中)

弦线的线密度$\mu_0 = $ _____ kg/m。

**表4.5 不同弦长时的共振频率记录表**

| 张力/(kg·m/s²) | 弦长/cm | 共振频率/Hz | 波长/cm |
|---|---|---|---|
| | | | |
| | | | |
| | | | |
| | | | |
| | | | |

作弦长与共振频率的关系图。

2. 不同张力时的共振频率(记录到表4.6中)

这里的共振频率应为基频,如果误记为倍频的数值,则将得出错误的结论。

**表4.6 不同弦力时的共振频率记录表**

| 弦长/cm | 悬挂位置($Mg$) | 张力/(kg·m/s²) | 共振基频/Hz |
|---|---|---|---|
| | | | |
| | | | |
| | | | |
| | | | |
| | | | |

作张力与共振频率的关系图。

3. 求弦线的线密度

求得 $f$ 后,则可求得线密度 $\mu$,即

$$\mu = \frac{n^2 T}{4L^2 f^2}$$

式中,$L$ 为弦长;$f$ 为共振频率;$n$ 为波腹数;$T$ 为张力。

4. 求波的传播速度

根据 $V = \sqrt{\dfrac{T}{\mu}}$ 算出波速,将得出的波速与 $V = f\lambda$($f$ 是共振频率,$\lambda$ 是波长)得出的波速做比较。

作张力与波速的关系图。

**[注意事项]**

1. 弦上观察到的频率可能不等于驱动频率,一般是驱动频率的两倍,因为驱动器的电磁铁在一周内两次作用于弦。在理论上,使弦的静止波频率等于驱动频率或是驱动频率的整数倍都是可能的。

2. 如果驱动器与接收传感器靠得太近,将会产生干扰,通过观察示波器中的接收波形可以检验干扰的存在。当它们靠得太近时,波形会改变。为了得到较好的测量结果,至少两个传感器的距离应大于 10 cm。

3. 在最初的波形中,偶然会看到高低频率的波形叠置在一起,这种复合静止波的形成是可能的。例如,弦振动的频率可以是驱动频率,也可以是驱动频率的两倍,因而形成复合波。

4. 悬挂和更换砝码时动作应轻巧,以免使弦线崩断,造成砝码坠落而发生事故。

**[思考题]**

1. 通过实验,说明弦线的共振频率和波速与哪些条件有关?

2. 试将按式(4.12)求得的 $\mu$ 值与静态线密度 $\mu_0$ 值做比较,分析其差异及形成原因。

3. 如果弦线弯曲或者粗细不均匀,对共振频率和形成驻波有何影响?

# 实验4　测定声音在空气中的传播速度

**[实验目的]**

1. 学会用共鸣管测定声音在空气中的传播速度。

2. 通过本实验进一步理解驻波的形成条件及产生的原因。

**[实验仪器]**

实验仪器包括共鸣管、音叉、胶皮锤等。

**[实验原理]**

用共鸣管测声速的原理如图 4.11 所示。

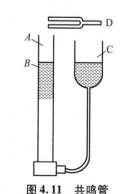

**图 4.11　共鸣管**

$A$—共鸣管上端,接近音叉处;
$B$—水面处;$C$—储水器;$D$—音叉

敲动音叉 D,则声波传到 A 继续传到 B,在 B 端发生反射,反射波与入射波相干涉形成驻波。由于 A 与 B 两处的条件不同,当管内有共鸣现象发生时 B 处为波节而 A 处近似为波腹。共鸣现象的发生可依靠上下移动 C 调节 A 与 B 间距而获得。设 A 与 B 间的距离为 $l$,则 $l$ 应满足

$$l = (2n+1)\lambda/4 \quad (n = 0,1,2,\cdots)$$

A 与 B 间的长度可变,相邻两次共鸣现象所对应的 A 与 B 间的距离差为 $l_2 - l_1 = \dfrac{\lambda}{2}$。若已知 $l_2,l_1$,则 $\lambda$ 可求,即 $\lambda = 2(l_2 - l_1)$。

我们知道,如果共鸣管中有共鸣现象发生,则共鸣管中驻波的频率必与音叉的频率相同。由波速与波长及振动频率之间的关系式 $v = f\lambda$ 即可求出波速。

另一方面,声音在空气中传播的速度与空气状态有关,即

$$v = \sqrt{\mu p/\rho}$$

式中,$p$ 为压强;$\rho$ 为密度;$\mu$ 为泊松比,与分子结构有关。

空气的密度与温度的关系式为

$$\rho = \rho_0/(1 + \alpha t)$$

式中,$\rho_0$ 为 0 ℃时空气的密度;$\alpha$ 是体胀系数;$t$ 是当时的温度。

当温度为 0 ℃时,$v_0 = \sqrt{\mu p_0/\rho_0}$;当温度为 $t$ 时,$v = v_0 \sqrt{1 + \alpha t}$。又因为 $\alpha$ 很小,所以近似地有

$$v = v_0\left(1 + \frac{\alpha t}{2}\right)$$

分别把 $\mu,p_0,\rho_0$ 代入式 $v = \sqrt{\mu p/\rho}$,可得 $v$ 的理论值为

$$v_t = 332 + 0.6t$$

[实验内容]

1. 将储水器 C 注入水,水面高超过共鸣管长度的一半。

2. 将音叉固定在管口上方约 0.6R 处,R 为管口半径。音叉的振动平面须在管的轴线上。

3. 用橡皮锤敲击音叉。

4. 将储水器 C 徐徐上下移动找到共鸣(声音最强)位置,记下此时水面高度 $l_1$。

5. 继续寻找邻近的另一个共鸣位置 $l_2$,此过程可随时敲击音叉。两次敲击水面高度差即为 $\lambda/2$。

6. 重复寻找 $l_1$ 和 $l_2$ 的位置,共五次,每次的 $l_1$ 和 $l_2$ 与前次同否不限。

7. 记下音叉频率和室温。

8. 算出测量声速的平均值并将其与理论值比较,以求相对误差。

[数据记录与数据处理]

请将五次实验测得的数据填入表 4.7 中。

**表4.7 测量数据表格**

| 次数 | $l_1/\text{m}$ | $l_2/\text{m}$ | $\lambda = 2(l_2 - l_1)/\text{m}$ | $v_{\mathrm{p}} = f \times \lambda/(\text{m/s})$ |
|---|---|---|---|---|
| 1 | | | | |
| 2 | | | | |
| 3 | | | | |
| 4 | | | | |
| 5 | | | | |

音叉频率 $f =$ _____ Hz，室温 $t =$ _____ ℃

$$v_{\mathrm{p}} = \frac{\sum_{i=1}^{5} v_i}{5} = \text{_____ m/s}, v_{\mathrm{p}} \text{为实际测量值;}$$

$$v_{\mathrm{t}} = 332 + 0.6t = \text{_____ m/s};$$

$$E_{\mathrm{r}} = \frac{|v_{\mathrm{p}} - v_{\mathrm{t}}|}{v_{\mathrm{t}}} \times 100\% = \text{_____ \%}。$$

# 实验5  用单摆测定重力加速度

**［实验目的］**

1. 用单摆测定重力加速度。
2. 学会用作图法处理数据。
3. 学会使用停表（秒表）。

**［实验仪器］**

实验仪器包括单摆、米尺、游标卡尺、停表（秒表）。

1. 停表

停表有各种规格,它们的构造和使用方法略有不同。一般的停表有两个针,长针是秒针,每转一圈是30 s,短针是分针,表面上的数字分别表示秒和分的数值。如图4.12所示的停表的分度值是0.1 s,还有一圈是60 s,10 s,3 s的停表,也还有双长针停表。

停表上端有柄头,用以旋紧发条及控制停表的走动和停止。停表使用前先上发条,测量时用手握住停表,拇指按在柄头上,稍用力按下,停表立即走动,随即放手任其自行弹回;当需要停止时,可再按一下;第三次再按时,秒针和分针都弹回零点。也有些停表用不同的柄头或键钮分别控制走动、停止和恢复。

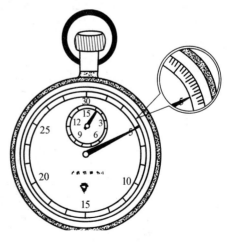

**图4.12 停表**

使用停表时要注意如下事项:

(1)检查零点是否准确,如不准,应记下其读数,并对读数做修正;

(2)实验中切勿摔碰停表,以免震坏;

(3)实验完毕,应让停表继续走动,使发条完全放松。

2. 停表的校准

如果停表不准,则会给测量带来系统误差。例如,停表太快,测出周期一定偏大。为了减小系统误差,实验中要校准停表。可以用一个数字毫秒计作为标准计时器来校准停表。例如,秒表走了 614.8 s 时,标准计时器(数字毫秒计)的读数是 613.67 s,则校准系数 $C = 613.67/614.8$。因此,实验测得的周期 $T_1$ 乘以系数 $C$ 才是真正的周期,即 $T = CT_1$。

[**实验原理**]

把一个金属小球拴在一根细长的线上,如图 4.13 所示。如果细线的质量比小球质量小很多,而球的直径又比细线的长度小很多,则此装置可被看作是一个不计质量的细线系住一个质点。小球在重力作用下自由摆动就是单摆。

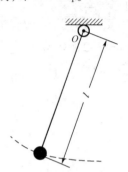

单摆往返摆动一次所需要的时间称为单摆的周期。可以证明,当单摆摆角很小时,单摆的周期 $T$ 满足下面公式,即

$$T = 2\pi\sqrt{\frac{l}{g}} \qquad (4.13)$$

**图 4.13 单摆**

式中,$l$ 是单摆的摆长,就是从悬点到小球球心的距离;$g$ 是重力加速度。因而,单摆周期只与摆长和重力加速度有关。如果我们测量出单摆的摆长和周期,就可以计算出重力加速度 $g$,这是粗略测定重力加速度的一个简便方法。

[**实验内容**]

1. 测定摆长

取摆长 $l$ 为 100 cm 左右。先用带刀口的米尺测量悬点 $O$ 到小球最低点 $A$ 处的距离 $l_1$(测三次),再用游标卡尺测小球直径 $d$(测三次),则摆长 $l$ 可由计算得到,如图 4.14 所示。将各次测量结果填入表 4.8 中。

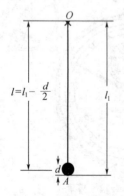

**图 4.14 摆长修正图**

**表 4.8 测量摆长数据表格**

| 被测量 | 测量次数 | | | 平均值和误差 |
|---|---|---|---|---|
| | 1 | 2 | 3 | |
| 悬点 $O$ 到地面的距离 $x_1/\mathrm{cm}$ | | | | |
| 小球最低点到地面的距离 $x_2/\mathrm{cm}$ | | | | |
| $l_1 = |x_1 - x_2|/\mathrm{cm}$ | | | | |
| 小球的直径 $d/\mathrm{cm}$ | | | | |

摆长 $l = l_1 - d/2 =$ _____ cm。

2. 测量单摆周期

使单摆摆动的摆幅不要太大,测量摆动 50 次所需的时间 $50T_1$,测量三次,求平均值,再校准,得到校准后的周期。

在测量周期时,选择摆球通过最低位置时计时(为什么?)。为了避免视差,在标尺中央放一个有直刻线的平面反射镜。每当摆线、刻线、摆线在镜中的像三者重合时计时,将各次测量结果填入表 4.9 中。

表 4.9　测量结果记录表

| 测量次数 | 1 | 2 | 3 | 平均值和误差 |
|---|---|---|---|---|
| $50T_1/\mathrm{s}$ | | | | |

3. 计算 $g$

由式(4.13)计算 $g$,并算出偶然误差。计算时可不必先求出 $T_1$ 而以 $50T_1$ 作为一个数,即

$$g = \frac{4\pi^2 l}{T^2} = \frac{4\pi^2 l}{(CT_1)^2} = \frac{4\pi^2 l}{C^2 \left(\dfrac{50T_1}{50}\right)^2} = \frac{\pi^2 l}{C^2 (50T_1)^2} \times 10^4$$

4. 作 $l - T^2$ 图

改变摆长 $l$,测出在不同摆长下的单摆周期 $T$,测五个点,作 $l - T^2$ 图。如果是直线(说明什么?),那么由直线的斜率求出 $g$。

[思考题]

1. 为什么测量周期 $T$ 时不直接测量往返一次摆动的周期? 试从误差分析来说明。

2. 已知单摆公式(4.13)是在摆幅很小(但摆角 $\theta \neq 0$)时得到的,则单摆周期公式为

$$T = 2\pi \sqrt{\frac{l}{g}} \left(1 + \frac{1}{4}\sin^2 \frac{\theta}{2} + \cdots\right) \tag{4.14}$$

问:当 $\theta = 5°$ 时,用式(4.14)所测得的周期比用式(4.13)所得的结果大多少? 如果 $\theta = 10°$ 又怎样呢?

如果用一直尺测量摆幅,则当摆长为 1 m,摆幅的水平位移为 10 cm 时,会对周期产生多大影响? 你怎样简单、快捷地进行估算?

3. 试使摆幅很大,看摆动周期有没有变化? 如果看不出变化,说明理由。

4. 如果停表每 10 min 慢 0.5 s,用它来做实验测单摆周期并计算重力加速度 $g$,结果是偏大还是偏小了,说明具体值。

## 实验6　液体黏滞系数的测量

### 1. 比较法测定液体的黏滞系数

[实验目的]

1. 学会用比较法测定液体的黏滞系数。
2. 了解黏滞系数随温度的变化规律。
3. 正确使用秒表、比重计、温度计。

[实验仪器]

实验仪器包括黏度计、秒表、温度计、比重计、水恒温器、注射器或吸耳球、清洗用具等。

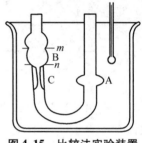

**图 4.15　比较法实验装置**

比较法实验装置如图 4.15 所示,主要是黏度计。它是一个 U 形玻璃管。一侧为毛细管 C,其上有一个小玻璃泡 B。在小玻璃泡 B 的上下各有一个刻痕 $m$ 和 $n$,其体积是一定的。从小玻璃泡 B 中流出的液体所需要的时间就是实验所要测定的。

[实验原理]

泊肃叶公式指出,黏滞性液体在均匀的细管中稳定流动,其流量 $Q$ 与管两端的压强差 $\Delta p = p_1 - p_2$ 之间有如下关系,即

$$Q = \frac{\pi R^4 \cdot \Delta p}{8L\eta} = \frac{S^2}{8\pi L\eta} \cdot \Delta p \qquad (4.15)$$

式中,$L,R,S$ 分别为管的长、半径和截面积;$\eta$ 为黏滞系数。因此,在时间 $t$ 秒内流进毛细管的液体体积为

$$V = \frac{S^2}{8\pi L\eta} \cdot \Delta p \cdot t \qquad (4.16)$$

一般可由式(4.15)或式(4.16)测出液体在所处温度下的黏滞系数 $\eta$。但式中有的量不易测准而且只要有一个量误差较大,$\eta$ 值就很不准确,因此常用比较法进行测量。

所谓比较法,是用一已知黏滞系数的液体与相同体积的待测液体通过比较来测得其黏滞系数。一般选用蒸馏水做比较,因为水的黏滞系数可经查本实验附表得到。将水的黏滞系数记作 $\eta_1$,待测液体的黏滞系数记作 $\eta_2$,取相同体积的水和待测液体,使其依靠本身的重力作用通过相同长度的毛细管。如果所需时间分别为 $t_1$ 和 $t_2$,则

$$V_1 = \left( \frac{S^2 \cdot \Delta p_1}{8\pi L\eta_1} \right) \cdot t_1$$

$$V_2 = \left( \frac{S^2 \cdot \Delta p_2}{8\pi L\eta_2} \right) \cdot t_2$$

由 $V_1 = V_2 = V$,以上两式相比可得

$$\frac{\eta_2}{\eta_1} = \frac{\Delta p_2}{\Delta p_1} \cdot \frac{t_2}{t_1}$$

又因为压强差之比等于密度之比,故上式又可写成

$$\frac{\eta_2}{\eta_1} = \frac{\rho_2}{\rho_1} \cdot \frac{t_2}{t_1} \ \text{或} \ \eta_2 = \eta_1 \frac{\rho_2}{\rho_1} \cdot \frac{t_2}{t_1} \tag{4.17}$$

式中,$\rho_1$ 和 $\rho_2$ 可用比重计测量;$\eta_1$ 可由本实验附表查得;$t_1$ 和 $t_2$ 可由实验测得。将得到的 $\rho_1,\rho_2,\eta_1,t_1,t_2$ 代入式(4.17)即可得待测液体的黏滞系数 $\eta_2$。

[实验内容]

1. 先用蒸馏水将黏度计洗干净,然后将其铅直装入恒温缸内,同时把温度计插入恒温缸中,以便记录实验时的温度。

2. 将一定的蒸馏水注入黏度计的大玻璃泡 A 中,并用注射器或吸耳球将蒸馏水吸至小玻璃泡 B 的刻痕之上,然后使蒸馏水依靠本身重力下落,记下液面流经 $m$ 和 $n$ 所需时间 $t_1$。重复六次求 $t_1$ 的平均值。

3. 倒出蒸馏水,先用少量酒精冲洗黏度计,再取与倒出的蒸馏水同量的酒精按步骤2测定酒精下落的时间 $t_2$,同样测量六次,求 $t_2$ 的平均值。

4. 用温度计测出水温,用比重计测量酒精密度 $\rho_2$,再由本实验附表查出水的密度 $\rho_1$ 和水的黏滞系数 $\eta_1$,用式(4.17)求出酒精的黏滞系数 $\eta_2$,再计算其不确定度。

5. 用蒸馏水清洗黏度计两次,取出温度计擦干表面水分,同时整理其他实验用品。

[数据记录与数据处理]

将各次实验测量结果填入表4.10中。

**表4.10 测量时间记录表**

| | $t_1/\text{s}$ | $t_2/\text{s}$ |
|---|---|---|
| 1 | | |
| 2 | | |
| 3 | | |
| 4 | | |
| 5 | | |
| 6 | | |
| 平均 | | |

[注意事项]

1. 用注射器或吸耳球吸液体时,切不可将液体吸入橡皮管中。

2. 测蒸馏水和待测液体时,液体应都在大玻璃泡 A 上端,且所取体积应相同。

3. 所有器材均为易损品,操作时要小心。

[思考题]

1. 为什么实验过程要在恒温水缸中进行?

2. 为什么要将黏度计中的液体洗净后才可以倒入另一种液体?

3. 在公式 $\eta_2 = \eta_1 \dfrac{\rho_2}{\rho_1} \cdot \dfrac{t_2}{t_1}$ 中的有效数字应如何来确定?

## [预习要求]

1. 实验时黏度计应如何放置?

2. 什么是比较法?

3. 压强差之比为何等于密度之比?

4. 根据 $\eta_2$ 的表达式写出其相对误差和绝对误差的表达式。

附表　水和酒精在不同温度下的密度和黏滞系数

| $t/\mathrm{^\circ C}$ | $\rho_1/(\mathrm{kg/m^3})$ | $\rho_2/(\mathrm{kg/m^3})$ | $\eta_1/(\mathrm{Pa \cdot s})$ | $\eta_2/(\mathrm{Pa \cdot s})$ |
|---|---|---|---|---|
| 0 | $0.999\,87 \times 10^3$ | $0.806\,25 \times 10^3$ | $1.794 \times 10^{-3}$ | $1.78 \times 10^{-3}$ |
| 1 | $0.999\,93 \times 10^3$ | $0.805\,41 \times 10^3$ | $1.732 \times 10^{-3}$ | $1.74 \times 10^{-3}$ |
| 2 | $0.999\,97 \times 10^3$ | $0.804\,57 \times 10^3$ | $1.674 \times 10^{-3}$ | $1.70 \times 10^{-3}$ |
| 3 | $0.999\,99 \times 10^3$ | $0.803\,74 \times 10^3$ | $1.619 \times 10^{-3}$ | $1.67 \times 10^{-3}$ |
| 4 | $1.000\,00 \times 10^3$ | $0.802\,90 \times 10^3$ | $1.568 \times 10^{-3}$ | $1.63 \times 10^{-3}$ |
| 5 | $0.999\,99 \times 10^3$ | $0.802\,07 \times 10^3$ | $1.519 \times 10^{-3}$ | $1.60 \times 10^{-3}$ |
| 6 | $0.999\,97 \times 10^3$ | $0.801\,23 \times 10^3$ | $1.473 \times 10^{-3}$ | $1.57 \times 10^{-3}$ |
| 7 | $0.999\,93 \times 10^3$ | $0.800\,39 \times 10^3$ | $1.429 \times 10^{-3}$ | $1.54 \times 10^{-3}$ |
| 8 | $0.999\,88 \times 10^3$ | $0.799\,56 \times 10^3$ | $1.387 \times 10^{-3}$ | $1.51 \times 10^{-3}$ |
| 9 | $0.999\,81 \times 10^3$ | $0.798\,72 \times 10^3$ | $1.358 \times 10^{-3}$ | $1.48 \times 10^{-3}$ |
| 10 | $0.999\,73 \times 10^3$ | $0.797\,85 \times 10^3$ | $1.310 \times 10^{-3}$ | $1.45 \times 10^{-3}$ |
| 11 | $0.999\,63 \times 10^3$ | $0.797\,04 \times 10^3$ | $1.274 \times 10^{-3}$ | $1.42 \times 10^{-3}$ |
| 12 | $0.999\,52 \times 10^3$ | $0.795\,35 \times 10^3$ | $1.239 \times 10^{-3}$ | $1.39 \times 10^{-3}$ |
| 13 | $0.999\,40 \times 10^3$ | $0.795\,20 \times 10^3$ | $1.206 \times 10^{-3}$ | $1.36 \times 10^{-3}$ |
| 14 | $0.999\,27 \times 10^3$ | $0.794\,51 \times 10^3$ | $1.175 \times 10^{-3}$ | $1.34 \times 10^{-3}$ |
| 15 | $0.999\,13 \times 10^3$ | $0.793\,67 \times 10^3$ | $1.145 \times 10^{-3}$ | $1.31 \times 10^{-3}$ |
| 16 | $0.998\,97 \times 10^3$ | $0.792\,83 \times 10^3$ | $1.116 \times 10^{-3}$ | $1.29 \times 10^{-3}$ |
| 17 | $0.998\,80 \times 10^3$ | $0.791\,98 \times 10^3$ | $1.088 \times 10^{-3}$ | $1.26 \times 10^{-3}$ |
| 18 | $0.998\,62 \times 10^3$ | $0.791\,14 \times 10^3$ | $1.060 \times 10^{-3}$ | $1.24 \times 10^{-3}$ |
| 19 | $0.998\,43 \times 10^3$ | $0.790\,29 \times 10^3$ | $1.034 \times 10^{-3}$ | $1.21 \times 10^{-3}$ |
| 20 | $0.998\,23 \times 10^3$ | $0.789\,45 \times 10^3$ | $1.009 \times 10^{-3}$ | $1.19 \times 10^{-3}$ |
| 21 | $0.998\,02 \times 10^3$ | $0.788\,60 \times 10^3$ | $0.984 \times 10^{-3}$ | $1.17 \times 10^{-3}$ |
| 22 | $0.997\,80 \times 10^3$ | $0.787\,75 \times 10^3$ | $0.961 \times 10^{-3}$ | $1.15 \times 10^{-3}$ |
| 23 | $0.997\,57 \times 10^3$ | $0.786\,91 \times 10^3$ | $0.938 \times 10^{-3}$ | $1.13 \times 10^{-3}$ |
| 24 | $0.997\,32 \times 10^3$ | $0.786\,06 \times 10^3$ | $0.916 \times 10^{-3}$ | $1.11 \times 10^{-3}$ |
| 25 | $0.997\,07 \times 10^3$ | $0.785\,22 \times 10^3$ | $0.895 \times 10^{-3}$ | $1.08 \times 10^{-3}$ |
| 26 | $0.996\,81 \times 10^3$ | $0.784\,37 \times 10^3$ | $0.875 \times 10^{-3}$ | $1.06 \times 10^{-3}$ |

附表(续)

| $t/℃$ | $\rho_1/(\text{kg/m}^3)$ | $\rho_2/(\text{kg/m}^3)$ | $\eta_1/(\text{Pa}\cdot\text{s})$ | $\eta_2/(\text{Pa}\cdot\text{s})$ |
|---|---|---|---|---|
| 27 | $0.996\ 54\times10^3$ | $0.783\ 52\times10^3$ | $0.855\times10^{-3}$ | $1.05\times10^{-3}$ |
| 28 | $0.996\ 26\times10^3$ | $0.782\ 67\times10^3$ | $0.836\times10^{-3}$ | $1.03\times10^{-3}$ |
| 29 | $0.995\ 97\times10^3$ | $0.781\ 82\times10^3$ | $0.818\times10^{-3}$ | $1.01\times10^{-3}$ |
| 30 | $0.995\ 57\times10^3$ | $0.780\ 37\times10^3$ | $0.800\times10^{-3}$ | $0.99\times10^{-3}$ |
| 31 | $0.995\ 37\times10^3$ | $0.780\ 12\times10^3$ | $0.783\times10^{-3}$ | $0.97\times10^{-3}$ |
| 32 | $0.995\ 05\times10^3$ | $0.779\ 27\times10^3$ | $0.767\times10^{-3}$ | $0.95\times10^{-3}$ |
| 33 | $0.994\ 72\times10^3$ | $0.778\ 41\times10^3$ | $0.751\times10^{-3}$ | $0.94\times10^{-3}$ |
| 34 | $0.994\ 40\times10^3$ | $0.777\ 56\times10^3$ | $0.736\times10^{-3}$ | $0.92\times10^{-3}$ |
| 35 | $0.994\ 06\times10^3$ | $0.776\ 71\times10^3$ | $0.721\times10^{-3}$ | $0.90\times10^{-3}$ |

注:$\rho_1$ 为水的密度,$\rho_2$ 为酒精的密度,$\eta_1$ 为水的黏滞系数,$\eta_2$ 为酒精的黏滞系数。

## 2. 转筒法测定液体的黏滞系数

### [实验目的]

1. 学会用转筒黏度计测液体的黏滞系数。
2. 了解流体的黏滞性来自液层间的内摩擦力。

### [实验仪器]

实验仪器包括转筒黏度计、停表、温度计、蓖麻油、移液器、铅垂线等。

转筒黏度计包括内圆柱、外转筒、张丝、同步马达、聚光器、凹面镜、标尺。

### [实验原理]

在液体中,当两层流体之间有相对运动时运动快的流层对运动慢的流层施以拉力,运动慢的流层对运动快的流层施以阻力,这对力称为内摩擦力,也称黏滞力,其大小为

$$F = \eta S\frac{\mathrm{d}v}{\mathrm{d}n} \tag{4.18}$$

式中,$S$ 为流层间的接触面积;$\dfrac{\mathrm{d}v}{\mathrm{d}n}$为流体沿法线方向的速度梯度;$\eta$ 为液体的黏滞系数。

如果流体置于两共轴圆筒内,假定内圆筒半径为 $a$,外圆筒半径为 $b$,外筒以恒定的角速度 $\omega$ 旋转,只要外筒的转速比较小,介于两圆筒间的流体就会很规律地一层层地转动,在垂直于旋转轴的平面上的流线都是一些同心圆,如图 4.16 所示。$r$ 层流体的流速为 $v$,则 $r$ 层流体上所受到的黏滞力为

$$F = \eta Sr\frac{\mathrm{d}\omega}{\mathrm{d}r} \tag{4.19}$$

式中,$\omega = 2\pi/T_0$,$T_0$ 为外圆筒的转动周期。

相应的黏滞力矩为

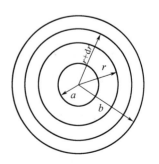

**图4.16　流线**

$$M = Fr = \eta Sr^2 \frac{d\omega}{dr} \tag{4.20}$$

将面积 $S = 2\pi rL$ 代入式(4.20),得

$$M = Fr = 2\pi\eta Lr^3 \frac{d\omega}{dr} \tag{4.21}$$

式中,$L$ 为液面高度。

为测定黏滞力矩,把内圆筒悬挂在张丝上,如图4.17所示。当内圆柱受到黏滞力矩而偏转时,就引起其上面张丝的扭转,张丝扭转所产生的恢复力矩也作用在内圆筒上。恢复力矩的方向和黏滞力矩相反,其大小为

$$M' = D\theta \tag{4.22}$$

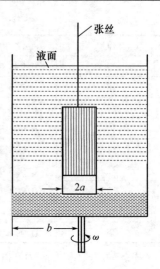

**图4.17 转筒黏度计示意图**

式中,$D$ 为张丝的扭转系数;$\theta$ 为圆柱体的偏转角。在黏滞力矩和恢复力矩相平衡的条件下,内圆筒停止转动,此时液体的流动性是稳定的。在此状态下式(4.21)应变为

$$M = \frac{4\pi\eta La^2b^2\omega}{b^2 - a^2} \tag{4.23}$$

恢复力矩与黏滞力矩相平衡,即

$$D\theta = \frac{4\pi\eta La^2b^2\omega}{b^2 - a^2} \tag{4.24}$$

再考虑作用在内圆柱两端面上的黏滞力矩 $M''$ 后,又有

$$D\theta = \frac{4\pi\eta La^2b^2\omega}{b^2 - a^2} + M'' \tag{4.25}$$

为消除黏滞力矩 $M''$,实验中采用两个半径相同,长度分别为 $L_1$ 和 $L_2$ 的圆筒,分别做两次实验。在两次实验中必须使黏滞力矩 $M''$ 保持不变,有

$$D\theta_1 = \frac{4\pi\eta L_1a^2b^2\omega}{b^2 - a^2} + M''$$

$$D\theta_2 = \frac{4\pi\eta L_2a^2b^2\omega}{b^2 - a^2} + M''$$

将上面两式相减、移项整理后得

$$\eta = \frac{(b^2 - a^2)(\theta_1 - \theta_2)DT_0}{8\pi^2a^2b^2(L_1 - L_2)} \tag{4.26}$$

由于 $a, b, L_1, L_2$ 均由仪器本身决定,故称为仪器常数,用 $C$ 表示,即

$$C = \frac{b^2 - a^2}{a^2b^2(L_1 - L_2)}$$

将 $C$ 代入式(4.26)得

$$\eta = C\frac{(\theta_1 - \theta_2)DT_0}{8\pi^2} \tag{4.27}$$

实验时用此式来计算液体的黏滞系数。

[实验内容]

1. 用铅垂线调节转筒和深度游标卡尺的铅直,把同轴指示器放入转筒,调节深度游标卡尺使内圆柱恰巧与指示器上端相碰,调同轴以调节平台使指示器上端与内圆柱吻合。此时内圆柱和转筒同轴。

2. 把 4 mL 左右的蓖麻油加入转筒里,调节深度游标卡尺以确定内圆柱在转筒中的位置。实验要求内圆柱在转筒中完全被液体所浸没,它的上底距离液面为 1 cm,下底距筒底为 1 cm。

3. 调节标尺使其曲率中心正好在张丝的轴线上,调节聚光器使光斑在标尺上成像最清晰。调节零点调节器,移动光斑到标尺的零点,启动马达,记下光斑在平衡位置的读数。光斑从零点到平衡位置在标尺上所扫过的弧长记为 $\hat{\delta}_s$,故偏转角用弧长表示时,$\theta = \dfrac{\hat{\delta}_s}{2R}$。实验时分别测出两圆柱所偏转的角度 $\theta_1 = \dfrac{\delta_{s1}}{2R}$ 和 $\theta_2 = \dfrac{\delta_{s2}}{2R}$,$R$ 为标尺的曲率半径。

4. 测转筒中蓖麻油的温度。

5. 测转筒的转动周期 $T_0$。

6. 测张丝的扭转系数 $D$,先在张丝下端固定柱体 I(或 II),使其做扭转运动,测出振动周期 $T_1$,即

$$T_1 = 2\pi \sqrt{\frac{I_1}{D}} \tag{4.28}$$

式中,$I_1$ 是包括圆柱体、对接接头和小镜在内的转动惯量。然后在圆柱体下端加上标准圆环,使其做扭摆运动,测出振动周期 $T_2$,即

$$T_2 = 2\pi \sqrt{\frac{I_1 + I_0}{D}} \tag{4.29}$$

由式(4.28)和式(4.29)消去 $I_1$ 得

$$D = \frac{(2\pi)^2 I_0}{T_2^2 - T_1^2} \tag{4.30}$$

式中,$I_0 = \dfrac{1}{2} m(r_1^2 + r_2^2)$,$m$ 为圆环的质量,$r_1$ 和 $r_2$ 分别为圆环的内半径和外半径。

7. 计算 $\eta$。

[注意事项]

1. 内、外转筒必须保持清洁,不能让异物落入蓖麻油中。

2. 为避免在测量过程中油温升高,在光斑到达平衡位置后,应迅速读数,并随即关闭马达。在测量完 $\hat{\delta}_{s1}$ 和 $\hat{\delta}_{s2}$ 后,应马上测量油温。

3. 调节张丝长度应保持长圆柱所对应的 $\hat{\delta}_s$ 接近于 40.0 cm。

[思考题]

1. 如果光斑在平衡位置附近摆动,该如何读数,如何判断误差?

2. 试分析光斑不稳定的原因。

3. 利用式(4.27)求 $\eta$ 会有多大误差,为使误差减小,应特别注意哪些量的测量?

**[预习要求]**

1. 实验中需要满足哪些实验条件? 怎样获得这些条件?
2. 如何才能减少在测量振动周期 $T_1$,$T_2$ 和转动周期 $T_0$ 时所引入的误差?

# 3. 沉降法测定液体的黏滞系数

**[实验目的]**

1. 观察液体的黏滞现象。
2. 利用沉降法测量液体的黏滞系数。
3. 加深理解斯托克斯定理。

**[实验仪器]**

实验仪器包括游标卡尺、螺旋测微器、量筒、米尺 、镊子、小钢球、待测液体(甘油)、温度计、秒表。

**[实验原理]**

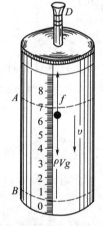

**图 4.18 量筒**

实验装置(量筒)如图 4.18 所示。小球在液体中下落时,将会受到与运动方向相反的摩擦阻力的作用,即黏滞力。黏滞力是由黏附在小球表面的液层与邻近液层相互摩擦而产生的。如果液体是无限广延的,液体的黏滞性较大,小球的半径很小且在下落运动时产生湍流,由斯托克斯定律可得小球受到的黏滞力为

$$f = 6\pi\eta r v$$

式中,$\eta$ 是液体的黏滞系数;$r$ 是小球的半径;$v$ 是小球下落运动时的速度。

小球在液体中下落时,受到三个力的作用,即重力 $\rho Vg$,浮力 $\sigma Vg$ 以及黏滞力 $f$。其中,$V$ 是小球体积;$\rho$ 是小球密度;$\sigma$ 是液体密度。在小球刚落入液体时,重力大于浮力与黏滞力之和,故小球向下做加速运动。随着小球运动速度的增加,黏滞力 $F$ 也随之增加,当运动速度增加到某一值 $v'$ 时,三个力平衡,此时小球所受的合力为零,此后小球就以该速度匀速下落。用平衡方程式表示,则

$$\rho Vg = \sigma Vg + 6\pi\eta r v'$$

$$\eta = \frac{\rho - \sigma}{6\pi v' r}Vg \tag{4.31}$$

把小球的体积 $V = \frac{1}{6}\pi d^3$( 小球的直径 $d = 2r$)代入式(4.31)得

$$\eta = \frac{2(\rho - \sigma)g}{9v'} \cdot r^2 \tag{4.32}$$

式(4.32)是我们假设小球在无限广延的液体中下落时推导出来的,但是在实验时小球

是在盛有液体的玻璃量筒中下落的,因此还须对其加以修正。理论表明,将式(4.32)乘以修正系数 $1/\left(1+24\dfrac{d}{D}\right)$ 即可。其中 $D$ 为玻璃量筒内径,于是有

$$\eta = \frac{(\rho-\sigma)gd^2}{18v'\left(1+24\dfrac{d}{D}\right)} \tag{4.33}$$

[实验内容]

1. 将玻璃量筒盛以待测液体(甘油),调节量筒,使其轴线处于铅直状态。

2. 用游标卡尺测量玻璃量筒内径 $D$,用米尺测出量筒上标号 $A$,$B$ 间的距离 $L$。

3. 用螺旋测微器测量小球直径。

4. 用镊子夹起小球,放于玻璃量筒内液面正中央处(为使小球表面能完全被所测甘油浸润,先将小球在甘油中浸一下)。

5. 放开小球,用秒表测出小球匀速下落时经过 $A$,$B$ 两点间所用的时间 $t_1$。

6. 要更换四个小球,分别重复步骤 3、步骤 4 和步骤 5,测出 $t_1,t_2,t_3,t_4,t_5$。

7. 求出小球每次下落时的 $v'$ 值($v'=L/t$),并将对应的每个 $v'$ 值和 $d$ 值代入式(4.33),求出相应的 $\eta$ 值,并计算 $\eta$ 的平均相对误差和平均绝对误差,写出测量结果。

[注意事项]

1. 实验时,甘油中应无气泡。

2. $A$ 点的选定应保证小球在通过 $A$ 点之前,已达到匀速运动。

3. 尽量减少甘油的温度变化,与室温保持一致。

4. 切勿将温度计放入玻璃量筒内测甘油温度。

5. 注意不要丢失小球。

[思考题]

1. 怎样注意减少甘油温度的变化?

2. 为什么要强调小球沿量筒的轴线下落,若小球碰到筒壁后,会出现怎样的情况?

3. $\eta$ 值的有效数字的位数应根据哪些值来确定?

4. 指出造成误差的主要因素及改进措施。

[预习要求]

1. 斯托克斯定律在什么条件下成立?

2. 如何比较准确地用本方法测量液体的黏滞系数?

3. 如何正确使用秒表和准确读出秒表显示的数值?

# 实验7　热敏电阻温度计

## [实验目的]

1. 了解热敏电阻温度计的原理及其制作方法。
2. 测定半导体热敏电阻的阻值随温度变化的函数关系,学习一种非电量的电测法。

## [实验仪器]

实验仪器包括热敏电阻、可变电阻箱、直流电源、温度计、惠斯通电桥、恒温水浴锅、酒精灯、冰块搅拌棒、滑线变阻器、烧杯、开关、微安表。

滑线式电桥中,电阻 $R_1$ 和 $R_2$ 用一根一米长的粗细均匀的电阻丝固定在米尺上。$L_1$ 和 $L_2$ 根据 $D$ 点移动的不同位置,可直接在米尺上读出。

## [实验原理]

热敏电阻温度计最常用的是桥式电路,使热敏电阻为电桥的一个臂,利用电阻随温度的变化破坏电桥的平衡电流来测量温度。因为它具有触点小、反应快等特点而应用于生物医学方面的测量。热敏电阻可以做得很小,因此可以装在皮下注射针头中。

热敏电阻是一种对热敏感的半导体元件,它的阻值 $R_T$ 随温度增高而按指数规律减小,$R_T$ 与 $t$ 的关系为

$$R_T = R_0 e^{B\left(\frac{1}{t} - \frac{1}{t_0}\right)}$$

式中,$R_0$ 为 $t_0$ 时的电阻值;$R_T$ 为温度 $t$ 时的电阻值;$B$ 为一个与热敏电阻所采用的半导体有关的常数。

通常把热敏电阻作为电桥的一个臂接入桥式电路中,接入后电路如图4.19所示。图中 $R_x$ 为热敏电阻,$R_0$ 为电阻箱,$R_1$ 和 $R_2$ 为滑线电阻,四者构成电桥的平衡。电阻器为电源的限流电阻,在 $A$ 与 $C$ 两点间接电源,$B$ 与 $D$ 两点间接微安表(电流计)。

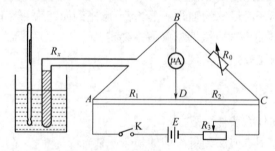

**图4.19　热敏电阻接入后电路图**

当改变电路中某些电阻的阻值时,可使电流计中通过的电流为零(此时电桥处于平衡状态),则

$$I_x R_x = I_1 R_1$$

$$I_0 R_0 = I_2 R_2$$

其中，$I_1 = I_2$，$I_x = I_0$，则$\dfrac{R_x}{R_0} = \dfrac{R_1}{R_2}$，即

$$R_x = \frac{R_1}{R_2} R_0 \tag{4.34}$$

读出$R_0$，$R_1$，$R_2$的值，即可求$R_x$（热敏电阻阻值）。

在图4.19中，$R_0$为标准电阻，$R_1$，$R_2$为均匀等值的电阻丝。若电阻丝的横截面积为$S$，电阻率为$\rho$，则式（4.34）可写为

$$R_x = R_0 \frac{\rho \dfrac{L_1}{S}}{\rho \dfrac{L_2}{S}} = R_0 \frac{L_1}{L_2} \tag{4.35}$$

式中，$L_1$和$L_2$分别为电阻丝$A$与$D$间（电阻$R_1$）和$D$与$C$间（电阻$R_2$）的长度。为了计算方便，减少误差，$D$点取电阻丝的中间。

当$R_x$为初始温度$t_0$时，调节$R_0$，$R_1$和$R_2$使电桥平衡，电流计指示为零。保持$R_0$，$R_1$，$R_2$的阻值不变，使$R_x$的温度升高到终止温度$t$，电桥的平衡被破坏，电流计中有电流通过，此时调节变阻器$R_3$，使电流达到满刻度。开始对温度$T$（电流计满刻度）与温度$T_0$（电流计指零）间进行热敏电阻温度计定标，并画出$I-t$曲线。

[实验内容]

1. 测量方法一

（1）断开开关，按图4.19连接电路，$R_3$取最大值，请老师检查后，方可接通电路。

（2）将电阻箱的旋钮全部旋至零。使$R_0 = 0$时，$D$点处在$A$与$B$的中点（即距$A$点50.00 cm处），接触时间要短，同时观察并记住此时电流计指针的偏转方向，即$R_0 \leqslant R_x$时电流计指针的偏转方向。再取$R_0$为最大值，即$R_0 = 9\,999\ \Omega$时，记住此时电流计的偏转方向，即$R_0 \geqslant R_x$时电流计指针的偏转方向。

（3）将冰块放入烧杯内（可少量加凉水）用搅拌器轻轻搅拌，当温度计下降到0 ℃时，调节$R_0$，$R_1$和$R_2$，使电流计为零（适当减少$R_3$的阻值，增加电流计的灵敏度），电桥达到平衡状态，记下$R_0$，$R_1$和$R_2$的数值。此后每当温度升高5 ℃时，分别调节$R_0$，$R_1$和$R_2$使电流计指针为零（即电桥又恢复平衡状态），记下它们的数值，直至50 ℃为止，并做出0~50 ℃的$R_x-t$曲线（烧杯放入恒温水浴锅内）。

（4）将$R_0$，$R_1$，$R_2$固定在零刻度电桥平衡时的数值上，调节$R_3$使电流计指针为满刻度。再逐次调节恒温水浴锅，使温度每次下降5 ℃，记下电流计的偏转格数，直至0 ℃。做出$I-t$曲线。注意：在室温以下的测量，需要往烧杯里加入冰水或者冰块，恒温水浴锅已不起作用了。

（5）保持原电路不变，将热敏电阻（$R_x$）和温度计紧握在手心中，读出电流计偏转格数和手中温度计的度数$t$，在$I-t$曲线上查出对应的$t$值进行比较。再用同样的方法测量手背、脸部、胸部及背部的温度，也与$I-t$曲线比较一下。

2. 测量方法二

此测量方法采用的实验电路图如图4.20所示，热敏电阻$R_x$作为电桥的一个臂，$R_{BC}$即

$R_0$ 不变。这样当温度变化时 $R_x$ 也变化,电桥不再平衡,电流计中有电流通过,且该电流的大小与温度成正比,故可通过检流计中电流的大小指示出所测温度的高低。

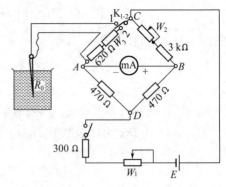

$R_{AC}$ 为 $A,C$ 两点间总电阻,$R_{AC} = R_T$,之后固定 $R_{AC}$ 不变,每次测温前先将 $R_{AC}$ 接入电桥,并调节 $W_1$ 使检流计满刻度。这样在接入 $R_T$ 测温时就不致因电源电动势及内阻的变化而影响测量的准确度。

**图 4.20　实验电路图**

具体实验步骤如下:

(1)按图4.20连接电路,经教师检查后方可接通电源。

(2)调整零点。将双掷开关 $K_{1-2}$ 置"1"挡,把热敏电阻和温度计一起放入冰水混合的烧杯中,当杯中温度计指示为 0 ℃ 时,调节 $W_2$ 使电流计指示为零。

(3)调节满刻度电流,$K_{1-2}$ 仍置"1"挡,把热敏电阻和温度计放入水温在 50 ℃ 以上的烧杯中,调节 $W_1$ 使 $C$ 和 $D$ 两点有一确定电压,使电流表指示为 100 mA。然后将 $K_{1-2}$ 置"2"挡,调节 $W_2$ 使电流表指示为 100 mA。

(4)温度计的定标。调整好零点和满刻度电流后,将 $K_{1-2}$ 仍置"1"挡,将热敏电阻和温度计再放入 0 ℃ 的烧杯中,烧杯放在点燃的酒精灯架上缓慢加热,烧杯中水的温度每升高 5 ℃,记录一次电流表的读数,直到 50 ℃ 为止。

以温度为横坐标,电流值为纵坐标,做 $I-t$ 曲线,这样用电流来刻度温度,制成了简单的 0~50 ℃ 热敏电阻温度计。

**[注意事项]**

1. 将热敏电阻从 0 ℃ 水中拿到 50 ℃ 水中之前,要用手握一下,以防炸裂。

2. 实验时烧杯内水的深度要适宜,过少不宜恒温,过多会使导线间发生短路现象。

3. 电路中 $D$ 点(图4.19)接触时间要尽量短,当 $R_0$ 调制变化 1 Ω,电流计指针偏转方向不动时,再微微移动 $D$ 的位置。移动范围一定要小,而且方向要正确,否则易损坏电流计。

**[思考题]**

1. 在测量方法一中,如果发现无论 $R_0$ 取任何值,电流计指针只向一方偏转,请分析原因。

2. 在测量方法二中,调节微安表零点和满刻度时是通过哪几个电位器实现的?

3. 热敏电阻温度计应用在医学上有哪些优点?

4. 利用测量方法一中的步骤(3),能否能测出手心、手背等人体各部位温度?请将其结果与根据 $R_x-t$ 图查出的相对应的温度值 $T$ 进行比较。

**[预习要求]**

1. 电桥平衡时的条件是什么?

2. 在焊接或连接电路时应注意哪些事项?

# 实验 8　液体表面张力系数的测定

液体具有尽量缩小其表面的趋势,液体表面好像是一张拉紧了的橡皮膜一样,我们将这种沿着表面的、收缩液面的力称为表面张力。利用表面张力能够说明物质的液体状态所特有的许多现象,如泡沫的形成、润湿、毛细现象等。在工业技术上,如浮选技术和液体输送技术等方面都要对表面张力进行研究。

## [实验目的]

1. 掌握利用焦利秤测量微小力的原理和方法。
2. 了解液体表面的性质,测定液体的表面张力系数。

## [实验仪器]

实验仪器包括焦利秤、砝码、金属框、游标卡尺、玻璃杯。

如图 4.21 所示,焦利秤实际上是一个精细的弹簧秤,常用于测量微小的力。在直立的可上下移动的金属杆 A 的横梁上悬一根细弹簧 S,弹簧下端挂一圆柱形的并有水平刻线的指标杆 D;指标杆 D 下端有一小钩,可用来悬挂砝码盘。带米尺刻度的金属杆 A 套在金属空管内,空管上附有游标 B 和可移动的平台 C,转动旋钮 G 可使金属杆 A 上下移动,因而也就调节了弹簧的升降,弹簧上升或下降的距离由主尺(金属杆 A)和游标 B 来确定。

使用时,应将指标杆 D 的水平刻线和附在金属空管上的小镜表面的刻线对齐,并要求镜面的刻线、指标杆的刻线和指标杆刻线在镜中的像重合。用这种方法可保证弹簧下端的位置是固定的,而弹簧的伸长量 $\Delta L$ 可由米尺和游标定出来(即伸长前、后两次读数的差值)。

根据胡克定律,在弹性限度内,弹簧的伸长量 $\Delta L$ 与所加的外力 $F$ 成正比,即 $F = k\Delta L$,其中 $k$ 是弹簧倔强系数。对于一个特定的弹簧,$k$ 的值是一定的。如果我们将已知质量的砝码加在砝码盘中,测出弹簧的伸长量,由上式即可计算该弹簧的 $k$ 值,这一步骤称为焦利秤的校准。焦利秤校准后,只要测出弹簧的伸长量,就可算出作用于弹簧上的外力 $F$。

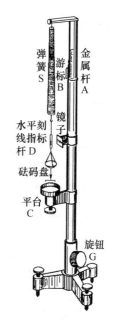

**图 4.21　用焦利秤测表面张力系数的装置图**

## [实验原理]

液体表面层(其厚度等于分子的作用半径,约 $10^{-8}$cm)内的分子所处的环境跟液体内部的分子不同,液体内部每一个分子四周都被同类的其他分子所包围,它所受到的周围分子的作用力的合力为零。由于液面上方的气相层的分子数很少,表面层内每一个分子受到的向上的引力比向下的引力小,合力不为零。这个合力垂直于液面并指向液体内部,所以分子有从液面被挤入液体内部的倾向,并使得液体表面自然收缩,直到处于动态平衡,即在同一时间内脱离液面被挤入液体内部的分子数与因热运动而达到液面的分子数相等为止。

假如我们在液体中浸入一块薄钢片,则其附近的液面将呈现如图 4.22 所示的形状(对浸润液体而言)。由于液面收缩而产生的沿着切线方向的力 $f$ 称为表面张力,角 $\varphi$ 称为接触角。当缓缓拉出钢片时,接触角 $\varphi$ 逐渐减小并趋近于零,因此 $f$ 的方向垂直向下,在钢片脱离液体前各力平衡的条件为

$$F = mg + f \qquad (4.36)$$

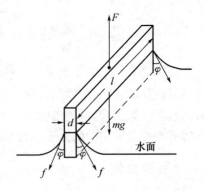

**图 4.22 液体的表面张力**

式中,$F$ 是将薄钢片拉出液面时所施的外力;$mg$ 为薄钢片和它所黏附的液体的总重力。表面张力 $f$ 与其接触面的周界长 $2(d+\tau)$ 成正比,故有 $f = 2\sigma(\tau+d)$,其中比例系数 $\sigma$ 称为表面张力系数,等于作用在液体表面单位长度上的力。将 $f$ 的值代入式(4.36)得

$$\sigma = \frac{F - mg}{2(\tau + d)} \qquad (4.37)$$

表面张力系数 $\sigma$ 与液体的种类、纯度、温度和它上方的气体成分有关。实验表明:液体的温度越高,$\sigma$ 值越小;所含杂质越多,$\sigma$ 值也越小;当液体的温度和所含的杂质保持一定时,$\sigma$ 就是一个常数。

只要通过实验测出力 $F$,$mg$,$\tau$ 和 $d$,按照式(4.37)就可算出液体的表面张力系数 $\sigma$。式(4.37)中各量的单位:$\tau$ 和 $d$ 用米(m),$g = 9.80$ 牛顿/千克(N/kg),$m$ 用千克(kg),则 $\sigma$ 的单位为牛顿/米(N/m)。

## [实验内容]

1. 按照图 4.21 挂好弹簧、指标杆 D 和砝码盘,再调节三脚底座上的螺丝,使指标杆 D 处于垂直位置。转动升降旋钮 G,使指标杆 D 上的水平刻线、镜面刻线和水平刻线在镜内的像(线)三者对齐(以下简称三线对齐),读出游标零线指示的米尺上的读数 $l$。

2. 依次将实验室给定的质量为 $m$ 的相同砝码加在砝码盘内,转动升降旋钮,重新调到三线对齐,分别记下游标零线所指示的米尺上的读数 $l_1$,$l_2$,$l_3$。用逐差法求弹簧的倔强系数,即

$$k_5 = \frac{5mg}{l_9 - l_4}, k_4 = \frac{5mg}{l_8 - l_3}, k_3 = \frac{5mg}{l_7 - l_2}, k_2 = \frac{5mg}{l_6 - l_1}, k_1 = \frac{5mg}{l_5 - l_0}$$

再算出倔强系数的平均值 $\bar{k}$ 为

$$\bar{k} = \frac{k_1 + k_2 + k_3 + k_4 + k_5}{5}$$

3. 将金属框用酒精仔细擦洗,然后挂在指标杆下端的小钩上,转动升降旋钮,使三线对齐,记下游标零线所指示的米尺读数 $S_0$。

4. 将金属框浸入盛有液体的烧杯中,转动平台 C 下端的螺旋,使平台缓缓下降。因表面张力作用在金属框上,指标杆 D 上的水平刻线也随之下降,重新调节升降旋钮,使三线对齐,再使平台下降一点,重复上述调节,直到平台只要下降一点金属框就脱出液面为止。记下此时游标零线所指示的米尺读数 $S$,可以得出弹簧的伸长量($S - S_0$)。

5. 重复步骤 3 和步骤 4 五次, 测出弹簧的平均伸长 $\overline{(S-S_0)}$ 及其误差, 于是

$$F - mg = \overline{k} \; \overline{(S-S_0)}$$

6. 记录实验前、后的室温, 以其平均值作为液体的温度。测出金属框的长和金属丝的直径 $d$ 各三次取其平均值, 最后将以上数据代入式(4.37)算出 $F$ 的值。

[数据记录与数据处理]

将所测得的数据填入表 4.11 至表 4.13 中。

**表 4.11　测 $k$**

| 砝码质量/g | 0 | 1 | 2 | 3 | 4 | 5 | 6 | 7 | 8 | 9 |
|---|---|---|---|---|---|---|---|---|---|---|
| 标尺读数/mm | $L_0$ | $L_1$ | $L_2$ | $L_3$ | $L_4$ | $L_5$ | $L_6$ | $L_7$ | $L_8$ | $L_9$ |
| | | | | | | | | | | |
| 平均值 $\overline{k}/(\text{N/m})$ | | | | | | | | | | |

**表 4.12　测 $S$**

| 次　数 | $S_0$/mm | $S$/mm | $\Delta S = S - S_0$/mm | $\Delta \overline{S}$/mm |
|---|---|---|---|---|
| 1 | | | | |
| 2 | | | | |
| 3 | | | | |
| 4 | | | | |
| 5 | | | | |

**表 4.13　测 $l$ 和 $d$ 值**

| 次　数 | $l$/mm | $d$/mm | $\Delta l$/mm | $\Delta d$/mm | $\overline{l}$/mm | $\overline{d}$/mm |
|---|---|---|---|---|---|---|
| 1 | | | | | | |
| 2 | | | | | | |
| 3 | | | | | | |

$l = \overline{l} \pm \Delta l = \underline{\hspace{2cm}}$ mm ;

$d = \overline{d} \pm \Delta d = \underline{\hspace{2cm}}$ mm ;

$\overline{\sigma} = \dfrac{\overline{k} \cdot \Delta \overline{S}}{2(l+d)} = \underline{\hspace{2cm}}$ N/m ;

$E_r = \dfrac{\Delta k}{k} + \dfrac{\Delta(\Delta S)}{\Delta S} + \dfrac{\Delta l + \Delta d}{l+d} = \underline{\hspace{2cm}}$ % ;

$\Delta \sigma = \overline{\sigma} \cdot E_r = \underline{\hspace{2cm}}$ N/m ;

$\sigma = \overline{\sigma} \pm \Delta \sigma = \underline{\hspace{2cm}}$ N/m。

**[注意事项]**

如果液体中有脏东西,则其表面张力系数显著变小,因此,液体、烧杯、金属框务必保持清洁。实验前一般按 NaOH 溶液、酒精和水的顺序进行清洁处理,然后将其放在清洁的环境中待十分干燥后供实验用。切不可用手触及液体、烧杯内壁和金属框。

**[思考题]**

1. 试用图解法求焦利秤弹簧的倔强系数,并将所得结果与逐差法算出的倔强系数做比较。

2. 在测量焦利秤弹簧的倔强系数和测表面张力系数时,为什么都使三线对齐?

# 实验 9　A 型超声诊断仪的使用

**[实验目的]**

1. 了解 A 型超声诊断仪的工作原理和使用方法。

2. 了解 A 型超声诊断仪的测距原理及其操作过程。

3. 学习用 A 型超声诊断仪测定物体的厚度及超声波在介质中的传播速度。

**[实验仪器]**

实验仪器包括 A 型超声诊断仪、有机玻璃水槽、有机玻璃挡板、有机玻璃测试块、米尺、游标卡尺、液体石蜡或凡士林油。

A 型超声诊断仪是由高频振荡器、同步信号发生器、探头(换能器)、放大器、示波管、显示器等几部分组成的,其工作原理如图 4.23 所示。

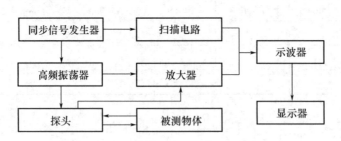

**图 4.23　A 型超声诊断仪工作原理图**

高频振荡器发出的高频电脉冲输入探头,用以激励探头中的压电晶体,产生逆压电效应,从而发射超声波。在探头发射超声波的同时,高频电脉冲加到放大器的输入端,经示波管在显示器的荧光屏上显示出脉冲,该脉冲称为始波。超声波入射到被测物体的表面被反射,探头接收到反射回声后,由于正压电效应,反射回声又转变成微弱的电振荡,经放大器放大后送至示波器,在显示器荧光屏上显示回波脉冲,该回波脉冲称为回波。图 4.23 中同步信号发生器的作用是调节扫描电路与高频振荡器的频率,使其步调一致;同步信号发生器发出的每一个信号都触发高频振荡器,使其输出只含几次电振荡的高频脉冲;同时又触发扫描电路,使其输出扫描电压;加在示波器水平偏转板上,为高频脉冲提供一时间轴(称为扫描基线)。

现以 CTS - 5 型超声波诊断仪为例,介绍各旋钮的作用。

CTS - 5 型超声波诊断仪面板如图 4.24 所示。它是由荧光屏、各功能旋钮及探头插孔组成。荧光屏上的标尺对定标起参考作用。各旋钮作用如下。

垂直移位和水平移位旋钮:调节波形在荧光屏上的上、下和左、右位置。

始波位置旋钮:调节始波脉冲在荧光屏上的位置。

辉度旋钮:可调节扫描基线及图形的亮度。

聚焦和辅助聚焦旋钮:调节扫描基线及图形的清晰程度。

单向和双向旋钮:用以确定探测方式。当选择"单向"时,将探头接入探头Ⅰ,此时上基线显示始波、回波位置,下基线为时刻标度。选择"双向"时,将两个探头分别接入探头Ⅰ和探头Ⅱ,这时上基线显示探头Ⅰ的波形,下基线显示探头Ⅱ的波形。

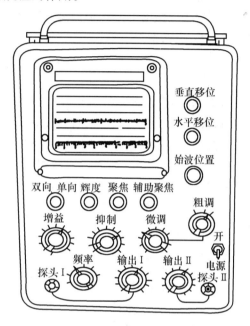

图 4.24　CTS - 5 型超声波诊断仪面板图

增益旋钮:调节该旋钮能使荧光屏上的波形成比例地放大或缩小,并不改变回波的数目。

抑制旋钮:调节该旋钮可使整个波形下沉,将小信号"淹没"在基线下面。

粗调和微调旋钮:可使波形横向地放大或缩小,即改变视场中时标刻度的数目,从而调节深度范围。如测量深度较大,可将粗调置于"100",此时最大探测深度为 1 m。

频率旋钮:有 1.25 MHz,2.5 MHz,5 MHz 三个挡,分别与三种频率的探头相对应。根据被测物体的性质和深度选择相应的工作频率和探头。

输出Ⅰ和输出Ⅱ旋钮:调节探头Ⅰ和探头Ⅱ发出的超声波的强度。

对于不同型号的仪器,各旋钮的设置和功能不完全相同,有些型号的仪器还设置以下旋钮。

延迟旋钮:可调节标距脉冲(时标刻度)的起始点对准始波或某界面回波,以便读数。

补偿旋钮:调节该旋钮,可使反射波幅度衰减得不至于太大,使反射波的幅度随反射距离的增加而线性地提高,从而达到深度补偿的目的。

定标 - 探测旋钮:拨向"定标"时,屏幕上出现 5 cm 标准水槽的回波波形,调节"深度"旋钮改变显示比,再拨向"探测",此时探头与被测物接触,根据回波位置和显示比得出被测物体的深度。

深度旋钮:在定标状态下调节该旋钮可以改变显示比。

## [实验原理]

频率高于 20 kHz 的声波为超声波。超声波具有频率高、波长短、方向性好、能量集中等特点。当超声波从一种媒质进入另一种媒质时,在两种媒质的交界面上要产生反射和折射现象。反射波的强度 $I_r$ 与入射波的强度 $I_i$ 之比称为反射系数,用 $\beta$ 表示。其大小取决于两种媒质的声阻抗,即

$$\beta = \frac{I_r}{I_i} = \left(\frac{\rho_1 C_1 - \rho_2 C_2}{\rho_1 C_1 + \rho_2 C_2}\right)^2 \tag{4.38}$$

式中,$\rho_1 C_1$ 和 $\rho_2 C_2$ 分别代表入射媒质与反射媒质的声阻抗。

由式(4.38)可知,两种媒质的声阻抗之差越大,超声波在其分界面上的反射波就越强。当超声波进入人体组织并在组织内传播时,就会在不同组织界面上产生反射波,简称回波。回波信号的强弱,反映了反射界面两侧组织声阻抗的差异;回波出现的时间,反映了各反射界面距发射探头的远近。超声波诊断仪就是根据这一原理制成的。

如果超声波在被测物质中往返时间为 $t$,超声波在该物质中的传播速度为 $V$,被测物质的厚度为 $L$,则

$$L = \frac{1}{2}Vt \tag{4.39}$$

式中,往返时间 $t$ 可从荧光屏上回波与始波(即入射波)的相对位置读出。反射面离探头越远,超声波往返所需时间越长,荧光屏上回波与始波的距离就越大。

超声波在探头与媒质的不同界面之间可能会经过多次反射,因此,通常在荧光屏上显示出的回波数目是很多的。因为只利用第一回波,所以在实验中要注意对各波加以区别。

## [探测距离的计算]

当进行单向探测时,始波、回波的位置由荧光屏的上基线显示,下基线为标有刻度的时标,称为标距脉冲。标距脉冲是用来表示时间的,每一小格宽度为 $1.33 \times 10^{-5}$ s,用 $\tau$ 来表示。若回波与始波相距几个小格,则超声波在介质中的往返时间为 $t = n\tau$。若超声波在介质中的传播速度 $V$ 已知,则可由式(4.39)求出介质的厚度。下面有三种简便方法能直接从荧光屏上读出探测距离 $L$。

1. 以荧光屏上显示的标距脉冲为时间标准,其上每一小格为 $\tau = 1.33 \times 10^{-5}$ s,若被测物体为水,且已知超声波在水中的传播速度为 $V_w = 1.45 \times 10^5$ cm·s$^{-1}$,则

$$L_w = \frac{1}{2}V_w n\tau = \frac{1}{2} \times 1.45 \times 10^5 \times n \times 1.33 \times 10^{-5} \approx 0.96n \text{ cm}$$

可见,经过 $n$ 小格的时间间隔,被测水深为 $n$ cm,即时标上每小格可直接表示水深 1 cm。即在始波与回波之间有多少个标志脉冲,水的深度就是多少厘米。

2. 若超声波在被测物体中的传播速度为 $V$,测出被测物两表面反射回波相对于始波的位置 $n_1$ 和 $n_2$,则被测物体的厚度为

$$L = \frac{1}{2}Vt = \frac{1}{2}(n_2 - n_1)\tau V \tag{4.40}$$

3. 当超声波在水中产生的两回波间隔与被测物质中所产生的两回波间隔时间相同时,则超声波在水中及被测物质中往返时间 $t$ 相同。若 $L_1$ 和 $L_2$ 分别表示水深和媒质厚度,$V_1$ 和 $V_2$ 分别表示超声波在水中和被测物质中的传播速度,则

$$L_1 = \frac{1}{2}V_1 t, L_2 = \frac{1}{2}V_2 t$$

$$L_1 : L_2 = V_1 : V_2$$

$$L_2 = \frac{V_2}{V_1}L_1 \tag{4.41}$$

若已知水深 $L_1$,由式(4.41)即可计算出被测物质的厚度 $L_2$。

若已知媒质厚度,测出超声波在该媒质中往返一次所用的时间 $t$,则可由下式求出超声波在该媒质中的传播速度 $V$,即

$$V = \frac{2L}{t} = \frac{2L}{n_2 - n_1} \tag{4.42}$$

[实验内容]

1. 开启电源,指示灯亮,预热 2 ~ 3 min,屏上出现扫描基线和始波脉冲,先后调节"辉度""聚焦""辅助聚焦""垂直位移"与"水平位移"等旋钮,使时标与始波位置适中、清晰、始波幅度足够大。

2. 将"粗调"旋钮置于"30",再调节"微调"旋钮,使时标与荧光屏上的刻线比例适当。

3. 将"增益"置于"5 ~ 6","抑制"置于"5"。

4. 将 2.5 MHz 的探头插入插孔,探测方向选择"单向"。

5. 测水深。将探头涂上液体石蜡(或凡士林油),使其与水槽侧壁密贴,此时可观察到荧光屏上出现反射回波脉冲,测出挡板 $N$ 处于图 4.25(a)所示的 $A,B,C,D$ 四个不同位置的水深 $L_u$,并将用米尺分别测出探头距 $A,B,C,D$ 四处挡板的距离 $L$ 作为真实值,求出每次测量的误差,将测量结果填入表 4.14 中。

6. 测厚度。将有机玻璃块置于水槽中,一面与水槽的侧面平行,将涂有液体石蜡的探头对准有机玻璃块并与水槽的侧面密接,如图 4.25(b)所示,记下有机玻璃块两面的反射波间的标距脉冲格数 $n_1$ 和 $n_2$。改变有机玻璃块在水槽中的位置,重复上述步骤,再测四次,将每次测得的结果填入表 4.15 中。根据式(4.40)计算有机玻璃块厚度 $L$,用游标卡尺测量有机玻璃块的厚度 $L$,并将测量结果作为真实值,求出测量结果的平均绝对误差和相对误差。

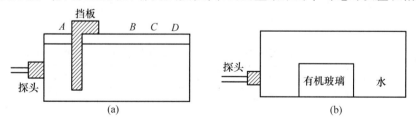

图 4.25　测水深及厚度示意图

7. 测超声波在水及有机玻璃块中的传播速度,把用米尺测得的水深作为已知数,重复

步骤5,测出相应水深下回波脉冲与始波脉冲之间的标距脉冲格数 $n$,将测量结果填入表4.16中。由 $V=2L/t$ 计算各种水深时超声波在水中的传播速度 $V_w$(此时 $t=n$),求出 $V_w$ 的平均值,并和已知速度相比较。

8. 用游标卡尺测出有机玻璃块的厚度,将其作为已知数,重复步骤7,记下玻璃块在不同位置时其两侧面的反射回波相对于始波的位置 $n_1$ 和 $n_2$,由式(4.40)计算出每次相应的速度 $V_g$,填入表4.17中,求出 $V_g$ 的平均值,并与已知速度相比较。

**[数据记录与数据处理]**

表4.14 测水深数据记录表

| 水深 | 位置 | | | |
|---|---|---|---|---|
| | $A$ | $B$ | $C$ | $D$ |
| $L_u/\text{cm}$ | | | | |
| $L/\text{cm}$ | | | | |
| $\Delta L/\text{cm}$ | | | | |

表4.15 测标距脉冲格数记录表

| 次数 | | 1 | 2 | 3 | 4 |
|---|---|---|---|---|---|
| 回波位置 | $n_1$ | | | | |
| | $n_2$ | | | | |

$t=$ _____ $1.33\times10^{-5}$ s,$V_g=2\,734$ m·s$^{-1}$。

表4.16 测量标距脉冲格数记录表

| 挡板位置 | $A$ | $B$ | $C$ | $D$ |
|---|---|---|---|---|
| 水深 $L/\text{cm}$ | | | | |
| 回波位置 $n$ | | | | |
| $V_w/(\text{m·s}^{-1})$ | | | | |

始波位置 $n_0=$ _____。

表4.17 测量标距脉冲格数记录表

| 次数 | | 1 | 2 | 3 | 4 |
|---|---|---|---|---|---|
| 回波位置 | $n_1$ | | | | |
| | $n_2$ | | | | |
| $V_g/(\text{m·s}^{-1})$ | | | | | |

有机玻璃块厚度 $L=$ _____ cm。

[注意事项]

1. 使用超声诊断仪时,探头与被测物体间一定要涂上耦合剂。

2. 测量有机玻璃块厚度时,玻璃块表面一定要与水槽的一侧平行,且探头要对准有机玻璃块。

3. 为使读数准确,始波与回波脉冲在扫描基线上的位置应以脉冲的前沿为准。

4. 移动挡板时,要始终保持与水槽侧平面平行。

[思考题]

1. 超声测厚是以超声波的哪些物理特征为依据的?

2. 若超声波在有机玻璃块中传播速度为 $2\ 734\ \mathrm{m \cdot s^{-1}}$,则荧光屏上标距脉冲的每一小格表示的有机玻璃块厚度为多少厘米?

3. 为什么 A 型超声诊断仪能测量水、脂肪和软组织的厚度而不能测量空气、骨骼的厚度呢?

4. 如果在测量时,水槽内有气泡,探头又避不开,测量时会出现什么情况? 试解释该现象。

# 实验 10　听阈曲线的测量

[实验目的]

1. 掌握声学中的声强、声强级、响度级和听阈曲线等物理概念。

2. 掌握测定人耳听阈曲线的方法。

[实验仪器]

听觉实验仪由专用信号发生器、音频放大器和全频带耳机组成。

信号发生器产生 $20 \sim 20\ 000$ Hz 的任意频率的正弦信号,音频放大器使正弦信号功率增大。调节衰减旋钮(含粗调和微调)可改变正弦信号的功率,把信号送到耳机,便可听到不同声强级的声音(纯音),衰减越多,声音越小。用此仪器可测量人耳(左或右)对于不同频率、不同声强的声音的听觉情况。人耳听觉听阈测量实验仪工作原理框图如图 4.26 所示。

人耳听觉听阈测量实验仪器面板图如图 4.27 所示。复位键设定的复位(初始)频率为 $1\ 000$ Hz;选位键是用来选择声音频率的,频率数字显示有 5 位,能按次序分别选中其中一位进行修改,修改时需按 +1 键来改变显示的数字($0 \sim 9$),修改完成后,按确认键才能输出有效频率。

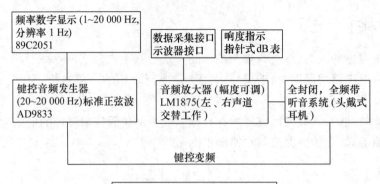

**图 4.26　人耳听觉听阈测量实验仪工作原理框图**

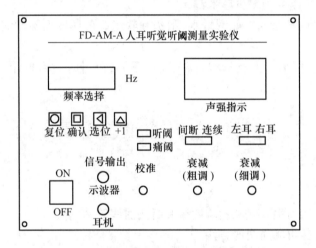

**图 4.27　人耳听觉听阈测量实验仪器面板图**

[**实验原理**]

1. 声强级

能够在听觉器官引起声音感觉的机械波称为声波,其频率范围通常为 20 ~ 20 000 Hz。描述声波能量的大小常用声强和声强级这两个物理量。声强是单位时间内通过垂直于声波传播方向的单位面积的声波能量,用符号 $I$ 来表示,其单位为 W·m$^{-2}$。而声强级是声强的对数标度,它是根据人耳对声音强弱变化的分辨能力来定义的,用符号 $L_I$ 来表示,声强级 $L_I$ 与声强 $I$ 的关系为

$$L_I = \lg \frac{I}{I_0} \tag{4.43}$$

式中,$L_I$ 的单位为贝尔(用 B 表示),但常用单位为分贝(用 dB 表示),1B = 10 dB;$I_0 = 1 \times 10^{-12}$ W·m$^{-2}$,是声学中规定的基准声强,其大小是人耳对 1 000 Hz 声音的最小可闻声强。

2. 响度级和响度曲线(包括听阈曲线和痛阈曲线)

人耳对声音强弱的主观感觉称为响度。一般来说,响度随着声强的增大而增加,但两者不是简单的线性关系,因为人耳对声音响度的感觉还与频率有关,不同频率的声波在人耳中引起相等的响度时,它们的声强(或声强级)并不相等。在医学物理学中,用响度级这一物理量来描述人耳对声音强弱的主观感觉,其单位为方(phon),它是以频率为 1 000 Hz 的纯音为基准声音,并规定它的响度级在数值上等于其声强级数值(注意:单位不同)。将被测的某一频率声音与此基准声音做比较,若该被测声音听起来与基准声音的某一声强一样响,则基准音的响度级(数值上等于声强级)就是被测声音的响度级。例如,频率为 100 Hz、声强级为 72 dB 的声音,与频率为 1 000 Hz、声强级为 60 dB 的基准音等响,则频率为 100 Hz 声强级为 72 dB 的声音的响度级就是 60 方。以频率为横坐标,声强级为纵坐标,可以绘出不同频率的声音与 1 000 Hz 的标准声音等响时的声强级与频率的关系曲线,该曲线称为等响曲线。图 4.28 表示正常人耳的等响曲线。

响度级与其声强级数值相同(注意:单位不同)。将被测的某一频率声音与此基准声音做比较,引起听觉的声音,不仅在频率上有一定的范围,而且在声强上也有一定的范围。对于在人耳听觉范围内的 20 ~ 20 000 Hz 的频率来说,声强还必须达到某一数值才能引起人耳听觉。能引起听觉的最小声强叫作听阈,对于不同频率的声波听阈不同,听阈与频率的关系曲线叫作听阈曲线。随着声强的增大,人耳感到声音的响度也提高了,当声强超过某一最大值时,声音在人耳中会引起痛觉,这个最大声强称为痛阈。对于不同频率的声波,痛阈也不同,痛阈与频率的关系曲线叫作痛阈曲线。由图 4.28 可知,听阈曲线即为响度级为 0 方的等响曲线,痛阈曲线则为响度级为 120 方的等响曲线。

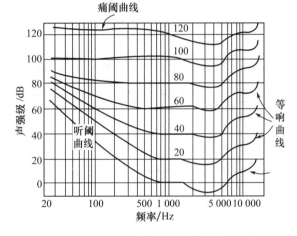

**图 4.28　正常人耳的等响曲线**

在临床上常用听力计测定病人对各种频率声音的听阈值,并与正常人的听阈进行比较,借以诊断病人的听力是否正常。

## [实验内容]

1. 测量实验者的听阈曲线

(1)接通电源,仪器预热 5 min。

(2)将耳机插入对应插孔,把仪器各选择开关按到选定位置,实验者带上耳机。

(3)将信号发生器发出的信号频率调至 1 000 Hz,调节"衰减"旋钮,先粗调后微调,使被测者刚好听到 1 000 Hz 的声音,即听阈测量,然后调节"校准"旋钮,使声强指示为 0 dB。应注意,在整个听阈测量过程中,"校准"旋钮不能再调节。

(4)选定一个测量频率,先用渐增法测定,即将衰减旋钮调至听不到的声音,然后开始逐渐减少衰减量,也就是逐渐增大声音的响度。可交替调节粗调和微调旋钮,当被测者刚听到声音时,停止减小衰减量,此时的声强(或声强级)即为被测者在此频率的听阈值,听阈值用 $L_1$ 表示。

(5)对(4)中选定的频率,再用渐减法测定,即将衰减旋钮先调在听得到声音的位置处,然后开始逐渐增大衰减量,直到刚好听不到声音为止,这样就得到一个用渐减法测得的同一频率声音的听阈值 $L_2$。

(6)记录用两种方法测得的听阈值 $L_1$ 和 $L_2$ 及听阈平均值 $\overline{L} = \dfrac{L_1 + L_2}{2}$。

(7)改变频率,分别对 64 Hz,128 Hz,256 Hz,…,16 kHz 等 9 个不同的频率进行测量,这样就可以得到右耳(或左耳)9 个点的听阈值。用同样方法测出左耳(或右耳)的 9 个听阈值。

(8)以频率的常用对数为横坐标,声强级为纵坐标,在坐标纸上画出听阈曲线。

2. 痛阈模拟测量

痛阈模拟测量必须在老师指导下进行。仪器已对输出到耳机的声功率进行了衰减,模拟测痛阈时声强不必一定要大到耳痛为止,一般调到耳朵感到不太舒服但可以忍受即可,主要是掌握测量原理。痛阈模拟测量的方法参照听阈测量。

## [数据记录与数据处理]

将实验测得的数据记录到表 4.18 中。

表 4.18　听阈曲线测量数据

| 频率 | 64 Hz | 128 Hz | 256 Hz | 512 Hz | 1 kHz | 2 kHz | 4 kHz | 8 kHz | 16 kHz |
|---|---|---|---|---|---|---|---|---|---|
| $L_1$/dB | | | | | | | | | |
| $L_2$/dB | | | | | | | | | |
| $\overline{L} = (L_1 + L_2)/2$ | | | | | | | | | |

实验温度:_____;湿度:_____;大气压:_____。

## [注意事项]

1. 实验时,需定义实验者在 1 000 Hz 声音测得的听阈值为 0 dB,所以当听到最小声强的频率为 1 000 Hz 的声音时,须将声强指示表读数调准为 0 dB。调准读数相当于仪表调零,对被测信号没有影响。

2. 由式(4.43)可知,当声强 $I$ 等于基准声强 $I_0$ 时,声强级 $L_I = 0$ dB,临床上使用的听力测定仪是以基准声强 $I_0$ 来定义 0 dB 的,这一点与教学实验仪是有区别的。

## [思考题]

1. 什么是听阈曲线,什么是等响曲线?

2. 本实验测出的听阈曲线与临床听力测试仪测出的听力曲线有什么区别?

# 第 5 章　电磁学实验

## 实验 11　示波器的使用

**[实验目的]**

1. 了解示波器的构造原理及用途。
2. 学会使用示波器观察波形。
3. 学会用李萨如图形来测未知频率和相位差。

**[实验仪器]**

实验仪器包括示波器和信号发生器。

下面将对示波器做以详细地介绍。

示波器也是一种指示性仪器,它能用图形方式显示出信号的波形,也能显示出信号的大小,是目前生产和科研各领域中经常用到的电子仪器。在荧光屏上人们可以直接观察到信号的变化图形。示波器由示波管、扫描和整步电路、$x$ 轴和 $y$ 轴放大器及电源四大部分组成,其方框图如图 5.1 所示。

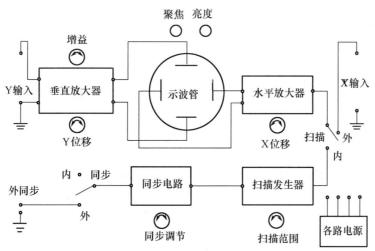

**图 5.1　示波器方框图**

1. 示波管

它是一个阴极射线管,如图 5.2 所示。电子枪灯丝加热后,阴极发射电子,电子经过电场加速和聚焦形成电子束射向荧光屏,在荧光屏上便可观察到一个光亮点。电子枪和荧光屏之间装有 $y$ 轴和 $x$ 轴两对互相垂直的平行板,称为偏转板。如果在偏转板上加上电压,那么偏转板中间就会形成电场,穿过其间的电子束就会偏离沿管轴的直线轨道。在荧光屏上就可以观察到亮点偏离荧光屏中心点的距离。如果设计恰当,在一定范围内可使这个偏离距离与所加电压成正比,从而可由偏转距离确定在偏转板上所加电压的大小。

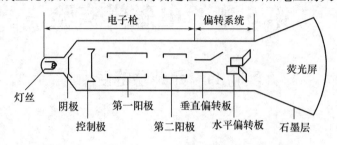

图 5.2　示波管示意图

### 2. 扫描和整步的作用

若在 $y$ 轴偏转板上加上被观察的正弦电压信号,那么电子束就会在 $y$ 轴方向以一定幅度往复运动。它表现在荧光屏上的已经不再是一个亮点而是一条竖直的亮线。为了看到在 $y$ 轴偏转板所加电压随时间变化的图形,必须使电子束在 $y$ 轴方向的往复运动沿 $x$ 轴做时间展开,从而荧光屏上的亮点在 $x$ 轴方向上能表现出在不同的时刻所对应的不同偏离,以显示 $y$ 轴偏转板的电压波形图。为此,电子束又参与 $x$ 轴方向运动,从而观察到光亮点按时间在 $x$ 轴上展开显示出电压波形。另外,为使亮点在荧光屏上扫过的轨迹沿 $x$ 轴的展开不断重复扫描, $x$ 轴上所加的应是锯齿波电压,称扫描电压 $U_s$,如图 5.3 所示。这个电压波形的特点是,每一锯齿波电压都是与时间成正比的电压,同一锯齿波形周期性地重复出现。锯齿波电压是将信号波形做时间展开常用的扫描电压波形。

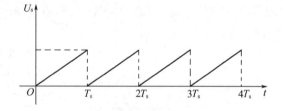

图 5.3　锯齿波扫描电压

应该指出,只有在扫描锯齿波信号周期 $T_s$ 恰是 $y$ 轴信号周期 $T$ 的整数倍时,才能看到完整而稳定的波形,如图 5.4 所示。如果扫描信号与观察信号的周期不恰是整数倍而有微小的差别,那么这些往返展开的图形并不能正好严格重合,在荧光屏上看到的将是不稳定或者移动的图形,甚至是很复杂的图形。

示波器种类很多,不同型号的示波器功能稍有不同,但其基本原理是相同的。双踪示波器有两个 $y$ 轴输入的装置,每一个 $y$ 轴输入和单踪是一样的原理。扫描频率的大小由扫描范围和扫描微调两旋钮来控制。要求扫描频率与信号频率严格配合,人工是很难做到的,故在示波器内部加上特殊装

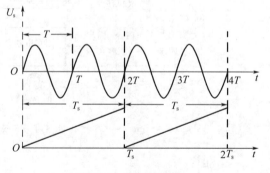

图 5.4　信号波形图

置,将信号分出一部分加到扫描发生器上进行强迫调制,这个装置叫作整步。整步的作用是在人工调节扫描频率大体符合要求的条件下,强制扫描电压的周期严格为所测信号周期的整数倍。应该注意,整步增幅太弱便起不到整步作用。另外,整步有内、外、正、负之分。上述的属于内整步。如果用外加信号整步则应将整步选择旋钮置于"外"挡。

3. 放大系统

为了能观察到电压幅度不同的信号,示波器内部设有放大器和衰减器。通常示波器 Y 输入峰值不低于 $10 \sim 15$ mV。若信号电压过小而不放大,信号电压将会:① 不能同步;② 放大之后仍不足以被观察到。此外,输入信号超过 5 V 时,放大系统就会使信号失真,必须先经过衰减器再进入放大系统。

当 $x$ 轴衰减旋钮转至扫描挡时,$x$ 轴增幅旋钮便可控制扫描电压的大小。当 $x$ 轴不用扫描而转由外界输入信号时,$x$ 衰减旋钮应根据输入信号大小置于衰减倍数各挡,使 $x$ 轴输入信号先经衰减后再进入 $x$ 轴放大系统。

4. 电源向各部分提供所需的电压

实验室的仪器须经常维修,有时须更换。如提供使用的示波器与上面列举的示例不同,那么可以根据仪器说明书对照前面举列的诸项内容理解。

[实验原理]

当 $x$ 轴信号取某固定的频率(比如 600 Hz 正弦信号),$y$ 轴信号取自信号发生器发出的信号时,光点将参加两个方向的正弦运动。根据力学中两垂直振动合成的知识可知,在两信号的频率比为简单整数倍时,光点将描绘出封闭的图形,该图形为李萨如图形。

1. 当 $f_y : f_x = 1 : 1$ 时

由于相位差 $\varphi$ 不同而有不同的李萨如图形,如图 5.5 所示。

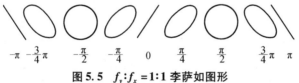

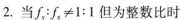

图 5.5  $f_y : f_x = 1 : 1$ 李萨如图形

反之,从图 5.5 的图形也能判别出两频率相同信号的固定相位差,其方法以相位差 $\varphi$ 的范围在 $0 < \varphi < \dfrac{\pi}{2}$ 为例,说明如下。图 5.6 所示的椭圆为两信号在荧光屏上的李萨如图形,令 $y = y_0 \sin \omega t$,$x = x_0 \sin(\omega t + \varphi)$,由图形求 $\varphi$ 值。当 $t = 0$ 时,光点在 $A$ 处,有 $y = 0$,$\varphi_y = 0$,而 $A$ 点处的 $x = x_0 \sin \varphi_x$,$\varphi_x = \arcsin \dfrac{x}{x_0}$,于是 $\varphi = \varphi_x - \varphi_y = \varphi_x$,因此由 $x$ 和 $x_0$ 可求出 $\varphi$。

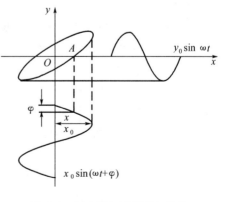

图 5.6  用李萨如图形求相位差

2. 当 $f_y : f_x \neq 1 : 1$ 但为整数比时

例如,$f_y : f_x = n_x : n_y$,$n_x$ 和 $n_y$ 分别为简单的整数,则此时李萨如图形如图 5.7 所示。而 $n_x$

和 $n_y$ 分别是李萨如图形在 $x,y$ 方向的切点数。

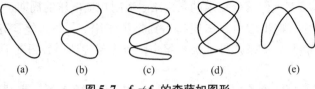

图 5.7  $f_y \neq f_x$ 的李萨如图形

如果已知 $f_x$,那么从图形在两个方向的切点数 $n_x$ 和 $n_y$,可求出 $y$ 轴信号频率 $f_y$,即 $f_y = f_x \dfrac{n_x}{n_y}$。

### [实验内容]

1. 调节示波器使之进入使用状态

(1) 辉度。开启电源 5 min,调节辉度控制器。应注意光点的强度(亮度)适中,不可过强(太亮),否则有损示波器荧光屏的使用寿命。

(2) 聚焦。光点的聚焦,是转动聚焦控制器,使光点成一直径不大于 1 mm 的小圆辉点为准(此时 $y$ 轴、$x$ 轴两增幅控制器的旋钮指向零)。如果辉点不圆,可同时调节聚焦及辅助聚焦两控制器(有的仪器的辅助聚焦控制器置于本机后部),必须使辉点达到趋近于小圆点为止。辅助聚焦一次调整后可不再调整,辉度与聚焦二者可同时调节。若阴极射线示波器的荧光屏上未见光点显现,则可调 $y$ 轴、$x$ 轴两移位调节器,使光点在荧光屏的正中,此时两移位调节器应位于调节旋钮的正中。但要注意光点不能在荧光屏固定位置上停留太久,否则荧光屏上的这一点将受损而不再发生荧光。

(3) 调节光点或轨迹图形在荧光屏上的 $y$ 轴及 $x$ 轴位置,转动 $y$ 轴移位控制器和 $x$ 轴移位控制器,可使其上、下或左、右移动。

(4) $y$ 轴信号输入时,应根据输入信号的强度选择衰减挡开关。当信号电压超过 5 V时, 采用 1/10 挡级(即衰减 10 倍);超过 50 V 时,采用 1/100 挡级(即衰减 100 倍);如信号无须放大而拟直接加入示波器的偏向极时,也可从机后 $y$ 偏向插座直接接入。

(5) 整步电压选择或 $x$ 轴信号输入选择:在观察 $y$ 轴信号图形时,其 $x$ 轴信号输入应选用本机内部自身产生的扫描信号,并调节扫描频率,为使荧光屏上所显示的观察图形稳定不动,必须使 $y$ 轴输入信号与扫描起整步作用,须使整步选择旋钮转向左边的整步电源。视所需的整步电源分别选用。

内 "+",即取用本机内部经 $y$ 轴放大器放大的正信号电压接入扫描发生器作为整步电源。

内 "–",即取用本机内部经 $y$ 轴放大器放大的负信号电压接入扫描发生器作为整步电源。

外电源整步,即采用外加的整步电源。外加的整步电源由外整步输入接线柱输入。

由 $x$ 输入接线柱接入外加 $x$ 轴信号时,则应将选择开关旋钮转向右边 $x$ 信号输入选择挡,并选择适当衰减挡。若信号无须经放大器,可由机身后面的示波器 $x$ 偏向插座直接接入。

(6) 选择扫描频率应视 $y$ 轴输入信号频率及要在荧光屏上显示信号的完整波形个数决定。如 $y$ 轴输入为 200 Hz,而我们在荧光屏上所需观察 4 个完整波形,则扫描波频率为 200 Hz/4 = 50 Hz。若观察 2 个完整波形时,则扫描频率为 200 Hz/2 = 100 Hz。如果在扫描频率选择旋钮上并无此适当挡级时,可选用比此稍小的挡级,然后再缓缓调节扫描微调控制器至荧光屏上显示所需的完整波形数为止。

（7）为了使观察图形能稳定地显现在荧光屏上，在适当调节扫描微调控制器的同时加入适量整步电压，使扫描起整步作用。但调节整步电压不宜过大，否则易引起扫描非线性失真。调节整步电压一般先使整步电压控制器的旋钮指向左边最低点，再调节扫描微调控制器，使其图形略缓慢移动，然后逐渐转动整步电压控制器使图形稳定。

2. 观察信号发生器的输出波形

调出由信号发生器输出的电压为 1 V，频率为 600 Hz 的 1 个、2 个及 3 个完整正弦波图形，并将 1 个、2 个、3 个完整正弦波图形在输出电压为 1 V 和 2 V 时的情形合在一起分别画成三个图，然后标明扫描和衰减旋钮位置。

3. 观察李萨如图形

示波器的 $y$ 轴输入接被校准的信号，$x$ 轴输入接已知频率 $f_0$ 的信号。选 $f_y : f_0 = 5/2$，$2/1, 5/3, 4/3, 2/3, 1/3$，调出 6 个李萨如图形，描绘下来后计算每次的输入信号 $f_y$，并从仪器上读出相应的 $f_{read}$，以 $f_{read}$ 为横坐标，以 $\Delta f = f_{read} - f_y$ 为纵坐标，绘制 $\Delta f - f_{read}$ 校正曲线。

[思考题]

1. 示波器无故障，但荧光屏上不出现图像，试分析在什么情况下会出现这种现象？

2. 扫描时间系数选择开关上标出的是扫描时间系数，如何测定扫描波的频率？如果荧光屏显示出一个完整波形，但图像向右缓慢移动，扫描波频率比被测信号频率高还是低？你能用实验确定吗？

3. 如何使李萨如图稳定，不稳定时对测量结果有什么影响？

【附1】GOS－6021 型双踪示波器

1. 概述

GOS－6021 型示波器为手提式示波器，该示波器具有以微处理器为核心的操作系统，它具有两个输入通道，每一通道垂直偏向系统，具有从 1 mV ~ 20 V 共 14 挡可调，水平偏向系统可在 0.2 ~ 0.5 μs 调节。仪器具有 LED 显示及蜂鸣报警，TV 触发，光标读出，数字面板设定，面板设定存储及呼叫等多种功能。

2. 面板介绍

GOS－6021 型示波器的前面板可分为 1－垂直控制（Vertical），2－水平控制（Horizontal），3－触发控制（Trigger）和 4－显示控制四个部分，如图 5.8 所示。

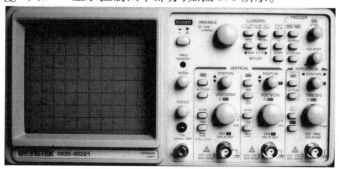

**图 5.8　GOS－6021 型示波器面板图**

下面将详细介绍实验中常用的一些旋钮的功能和作用。

（1）垂直控制

如图5.9所示,垂直控制按钮用于选择输出信号及控制幅值。

①CH1,CH2:通道选择。

②POSITION:调节波形垂直方向的位置。

③ALT/CHOP:ALT 为 CH1,CH2 双通道交替显示方式,CHOP 为断续显示模式。

④ADD - INV:ADD 为双通道相加显示模式。此时,两个信号将成为一个信号显示。

INV:反向功能,按住此钮几秒后,使 CH2 信号反向180°显示。

⑤VOLTS/DIV:波形幅值挡位选择旋钮,顺时针方向调整旋钮,以 1—2—5 顺序增加灵敏度,逆时针方向则减小。挡位可从 1 mV/DIV 到 20 V/DIV 之间选择。调节时挡位显示在屏幕上。按下此旋钮几秒后,可进行微调。

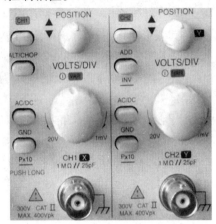

图5.9　垂直控制部分面板

⑥AC/DC:交直流切换按钮。

⑦GND:按下此钮,使垂直信号的输入端接地,接地符号"⊥"显示在 LCD 上。

（2）水平控制

水平控制部分面板如图5.10所示。

①POSITION:信号水平位置调节旋钮。将信号在水平方向移动。

②TIME/DIV - VAR:波形时间挡位调节旋钮。顺时针方向调整旋钮,以 1—2—5 顺序增加灵敏度,逆时针方向则减小。挡位可在0.5 s/DIV 到 0.2 μs/DIV 之间选择。调节时挡位显示在屏幕上。按下此旋钮几秒后,可进行微调。

③×1/MAG:按下此钮,可在×1(标准)和 MAG(放大)之间切换。

④MAG - FUNCTION:当×1/MAG 按钮位于放大模式时,有×5,×10,×20 三个挡的放大率。处于放大模式时,波形向左右方向扩展,显示在屏幕中心。

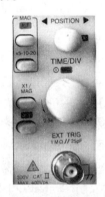

图5.10　水平控制部分面板

⑤ALT MAG:按下此钮,可以同时显示原始波形和放大波形。放大波形在原始波形下面 3 DIV(格)距离处。

（3）触发控制

触发控制面板如图5.11所示。

①ATO/NML 按钮及指示 LED:此按钮用于选择自动(AUTO)或一般(NORMAL)触发模式。通常选择使用 AUTO 模式,当同步信号变成低频信号(25 Hz 或更少)时,使用 NOMAL 模式。

②SOURCE:此按钮选择触发信号源。当按钮按下时,触发源以下列顺序改变:VERT—CH1—CH2—LINE—EXT—VERT。

VERT(垂直模式)：触发信号轮流取自 CH1 和 CH2 通道，通常用于观察两个波形。

CH1：触发信号源来自 CH1 的输入端。

CH2：触发信号源来自 CH2 的输入端。

LINE：触发信号源从交流电源取样波形获得。

EXT：触发信号源从外部连接器输入，作为外部触发源信号。

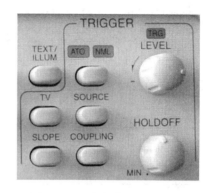

③TRIGGER - LEVEL：带有 TRG LED 的控制钮。通过旋转调节该旋钮触发稳定波形。如果触发条件符合时，TRG LED 亮。

**图 5.11　触发控制部分面板**

④HOLD - OFF 控制钮：当信号波形复杂，使用 TRIGGER LEVEL 无法获得稳定的触发，旋转该旋钮可以调节 HOLD - OFF 时间（禁止触发周期超过扫描周期）。当该旋钮顺时针旋到头时，HOLD - OFF 周期最小，逆时针旋转时，HOLD - OFF 周期增加。

（4）显示器控制

显示器控制面板用于调整屏幕上的波形，提供探棒补偿的信号源。

①POWER：电源开关。

②INTEN：亮度调节。

③FOCUS：聚焦调节。

④TEXT/ILLUM：用于选择显示屏上文字的亮度或刻度的亮度。该功能和 VARIABLE 按钮有关，调节 VARIABLE 按钮可控制读值或刻度亮度。

⑤CURSORS：光标测量功能。在光标模式中，按 VARIABLE 控制钮可以在 FINE(细调)和 COARSE(粗调)两种方式下调节光标快慢。

⑥SAVE/RECALL：此仪器包括 10 组稳定的记忆器，可用于储存和呼叫所有电子式选择钮的设定状态。按住 SAVE 按钮约 3 s 将状态存储到记忆器，按住 RECALL 钮 3 s，即可呼叫先前设定状态。

由于示波器旋钮和按键较多，其他旋钮、按键及其功能介绍参见仪器使用说明书。

3. 使用说明

GOS - 6021 示波器打开电源后，所有的主要面板设定都会显示在 LED 屏幕上。对于不正确的操作或将控制钮转到底时，蜂鸣器都会发出警讯。

示波器的使用较为复杂，在本书涉及的实验中常用的操作步骤如下：

打开电源开关，选择合适的触发控制（如 ATO），选择输入通道（CH1，CH2）、触发源（TRIGGER SOURCE）和交直流信号（AC/DC）。接入信号后，使用 INTEN 调节波形亮度，使用 FOCUS 调节聚焦，用 POSITION 调节垂直和水平位置，用 VOLTS/DIV 调节波形 Y 轴挡位，用 TIME/DIV 调节波形 X 轴挡位，调节 TRIGGER - LEVEL 和 HOLD - OFF 使波形稳定。

在用示波器双通道观察波形相位关系时，CH1 和 CH2 要首先按下接地（GND），调节垂直 POSITION，使双通道水平基准一致。然后弹起 GND，再观察波形相位关系。

4. 仪器使用注意事项

（1）为得到使用仪器说明书中所示的技术性能指标，仪器应在环境温度为 0 ~ 40 ℃，且无强烈的电磁干扰的情况下使用。

（2）为防止电击,电源线要接地。

（3）示波器及探棒输入端所能承受的最大输入电压如表5.1所示。

表5.1 示波器及探棒输入端所能承受的最大输入电压

| 输入端 | 最大输入电压 |
|---|---|
| CH1,CH2 输入端 | 400 V（DC + AC Peak） |
| EXT – TRIG 输入端 | 400 V（DC + AC Peak） |
| 探棒输入端 | 600 V（DC + AC Peak） |
| Z 轴输入端 | 30 V（DC + AC Peak） |

## 【附2】F5 –5 SG1642 系列智能函数信号发生器

F5 –5 SG1642 系列智能函数信号发生器的控制面板如图5.12所示,其面板标志的各功能如表5.2所示。

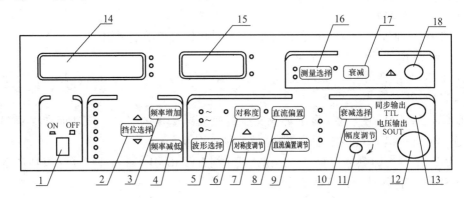

图5.12 F5 –5 SG1642 系列智能函数信号发生器控制面板图

表5.2 图5.12所示面板标志的各功能

| 序号 | 面板标志 | 名称 | 作用 |
|---|---|---|---|
| 1 | 电源 | 电源开关 | 按下开关,机内电源接通,整机工作。此键释放为关掉整机电源 |
| 2 | 挡位选择 | 频率范围选择 | 按一下此按键,可改变输出信号频率的频段,同时与此对应的指示灯亮;与"3""4"配合选择工作频率 |
| 3 | △ | 频率增加 | 频率增加调节按钮。每按一下按键,频率增加约为千分之二;连续按下,1 s以上频率增加2%,2 s以上频率增加约5%,频率增加的步进由低速步进到高速步进。到了本频段内最高频率时,按增加键将无效。注意:①要细调频率时,应按一下按钮,然后马上松开,这样步进量约为千分之二;②频率显示将要到所需频率时,应提前释放按钮 |
| 4 | ▽ | 频率减低 | 频率减低调节旋钮。每按一下按键,频率减低约为千分之二;连续按下,1 s以上频率减少2%,2 s以上频率减少约5%,频率减低的步进由低速步进到高速步进。到了本频段内最低频率时,按减低键将无效。注意:①要细调频率时,应按一下按钮,然后马上松开,这样步进量约为千分之二;②频率显示将要到所需频率时,应提前释放按钮 |

表 5.2(续)

| 序号 | 面板标志 | 名称 | 作用 |
|---|---|---|---|
| 5 | 波形选择 | 波形选择 | 按此按键可选择正弦波、三角波、方波,同时与此对应的指示灯亮;与"6""7"配合使用可选择正向或负向斜波,正向或负向脉冲波 |
| 6 | 对称度 | 对称度 | 对称度控制按钮,指示灯亮时有效 |
| 7 | △ | 对称度调节 | 当对称度控制(指示灯亮)有效时,按此按键对称度将按 20:80～80:20 变化,连续按时,变化的步进量由小到大 |
| 8 | 直流偏置 | 直流偏置 | 直流偏置控制按钮,指示灯亮时有效 |
| 9 | △ | 直流偏置调节 | 当输出信号直流偏置(指示灯亮)有效时,按此按键直流偏置从 -10～+10 V 变化,连续按下时,变化的步进量由小到大 |
| 10 | 衰减选择 | 衰减选择 | 按此按键时,对应的指示灯亮,输出函数信号将被衰减为 0 dB,20 dB,40 dB,60 dB |
| 11 | ○ | 幅度调节 | 调节输出信号的幅度 |
| 12 | 电压输出 | 输出(50 Ω) | 函数信号输出端,阻抗为 50 Ω,最大输出幅度为 $2Vp-p$ |
| 13 | 同步输出TTL | TTL 输出 | 型号为 SG1642,SG1642B,SG1642C 等产品 TTL 幅度的脉冲信号输出端,输出阻抗为 50 Ω |
| 14 | ▭ | 频率显示 | 显示输出信号的频率,或外测信号的频率 |
| 15 | ▭ | 幅度显示 | 显示输出信号幅度的峰峰值(空载)。若负载阻抗为 50 Ω 时,负载上的值应为显示值的二分之一。当需要输出幅度小于幅度电位器置于最大时的 1/10 时,建议使用衰减器 |
| 16 | 测量选择 | 内测/外测 | 频率计的内测、外测选择按键。指示灯亮时有效。当选择外测时,如输入端无信号,约 10 s 后,频率计显示为 0 |
| 17 | 衰减 | 衰减 | 当计数选择外接时,若输入信号幅度较大,按一下此键指示灯亮有效 |
| 18 | ○ | 计数器输入 | 外测频率时,信号从此输入 |

# 实验 12　用惠斯通电桥测电阻

电桥线路在测量技术中得到了极其广泛的应用,利用桥式电路制成的电桥是一种用比较法进行测量的仪器,电桥可以测量电阻、电容、电感、频率、温度、压力等许多物理量,也被广泛应用于近代工业生产的自动控制中。根据用途不同,电桥有多种类型,其性能和结构也各有其特点,但它们有一共同点,就是基本原理相同,惠斯通电桥仅是其中的一种,它可以测量的电阻范围为 $10～10^6$ Ω。

## [实验目的]

掌握用惠斯通电桥测电阻的原理和方法。

## [实验仪器]

实验仪器包括箱式电桥、电阻箱、检流计、直流稳压电源、待测电阻等。

**[实验原理]**

用伏安法测电阻时,除了因使用的电流表和电压表准确度不高带来的误差外,还存在线路本身不可避免的误差。若在伏安法线路上用经过改进的电桥线路就可以克服这些缺点,因为电桥线路不用电流表和电压表(因而与电表的准确度无关),而是将待测电阻和标准电阻相比较以确定待测电阻是标准电阻的多少倍。由于标准电阻的误差很小,电桥法测电阻可达到很高的准确度。

如图 5.13 所示,将待测电阻 $R_x$ 与可调的标准电阻 $R_s$ 并联在一起。因并联时电阻两端的电压相等,于是有

$$I_x R_x = I_s R_s$$

或

$$\frac{R_x}{R_s} = \frac{I_s}{I_x} \tag{5.1}$$

这样,待测电阻 $R_x$ 与标准电阻 $R_s$ 就通过电流比($I_s/I_x$)联系在一起了。

但是,要测 $R_x$ 还需测量电流 $I_s$ 和 $I_x$。为了避免测这两个电流,采用如图 5.14 所示的线路。图 5.14 中 $R_1$ 和 $R_2$ 也是可调的两个标准电阻。从图 5.14 可看出,线路中 $R_x$ 和 $R_s$ 的右端($C$ 点)仍然连接在一起,因而具有相同的电位,它们的左端($B$ 点和 $D$ 点)则通过检流计连在一起。当我们调节 $R_1$,$R_2$ 和 $R_s$ 的阻值使检流计中的电流 $I_g$ 等于零时,则 $B$ 和 $D$ 两点电位相同,也就是说,$R_x$ 和 $R_s$ 左端虽然分开了,但仍保持同一电位,因而式(5.1)仍然成立。

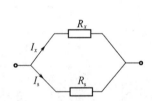

图 5.13　电阻并联时两端的电压相等

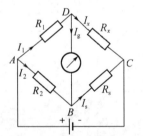

图 5.14　惠斯通电桥原理图

对于 $R_1$ 和 $R_2$ 同样有

$$I_1 R_1 = I_2 R_2$$

或

$$\frac{R_1}{R_2} = \frac{I_2}{I_1} \tag{5.2}$$

又因 $I_g = 0$,这时 $I_1 = I_x$,$I_2 = I_s$,故 $I_s/I_x = I_2/I_1$。将其代入式(5.1)和式(5.2)得

$$\frac{R_x}{R_s} = \frac{R_1}{R_2} \tag{5.3}$$

或

$$R_x = \frac{R_1}{R_2} R_s = K_r R_s \tag{5.4}$$

这样,就把待测电阻的阻值用三个标准电阻的阻值表示出来了。式中,$K_r = R_1/R_2$ 称为

倍率。

一般的箱式电桥的工作原理都大同小异。本实验使用的是 QJ23a 型箱式直流电阻电桥,其线路图如图 5.15 所示。现以其来说明电桥的原理、结构和使用方法。

图 5.16 是 QJ23a 型箱式直流电阻电桥的面板图。下边的四个旋钮是用来调节电阻 $R_s$ 的。右上角的旋钮(上面标明倍率)用来调节 $K_r = R_1/R_2$ 的值。检流计安装在左上角,其上方有一个零点调解盘,用来调节没有电流通过时的零点。检流计下面的两个按钮开关 B,G 分别与电源及检流计串联,按下 B 接通电源,按下 G 接通检流计,$R_x$ 是接待测电阻的接线柱,G 外接是用来从外面连接灵敏度更高的检流计,B 外接是用来从外面连接电源,G 和 B 分别为外接与内接的转换开关。

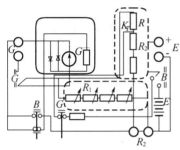 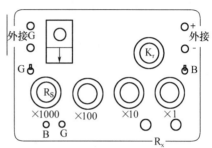

图 5.15　QJ23a 型箱式直流电阻
电桥的线路图

图 5.16　QJ23a 型箱式直流电阻
电桥面板图

[实验内容]

1. 首先轻轻旋动检流计零点调节旋钮,使指针停在零点,这时转换开关 G 应在"内接"。

2. 接被测电阻,根据估计的阻值将量程倍率变换器转动到适当数值。

3. 按下"B"与"G"按钮,时间不能太长,并调节 $R_s$ 测量读数旋钮,使检流计指针重新回到零位。$R_x$ 等于量程倍率读数 $K_r$ 乘以测量读数 $R_s$,单位为 Ω。

4. 当使用外接电源或检流计时,应将转换开关拨向"外接"。电源或检流计按极性接在接线柱上。

5. 重复上面步骤测量另一电阻 $R'_x$,再将 $R_x$ 和 $R'_x$ 分别进行串联和并联,并测出其等效电阻,将各次测量的数据列入自拟的表格中。

6. 当使用准确度等级为 $a = 0.1$ 级的电桥时,误差为 $\Delta R_x = \pm K_r(a\% \cdot R_s + \Delta R)$,其中 $\Delta R$ 为最小步进值或分度值;在准确度等级为 $a = 0.2, 0.5, 1$ 时,$\Delta R_x = a\% \cdot R_{max}$,其中 $R_{max}$ 是电桥的量限。

[实验记录与数据处理]

将实验测得的数据填入表 5.3 中。

表 5.3　用 **QJ23a** 型箱式直流电阻电桥测电阻

| $R_0$ 标称值/Ω | 倍率 $K_r$ | 读数 $R_s$/Ω | $R_x$ 实验值/Ω |
|---|---|---|---|
|  |  |  |  |
|  |  |  |  |
|  |  |  |  |

## [注意事项]

1. 按下开关 B 和 G 的时间不能太长。
2. 为了保证测量精度,要将 $R_s$ 的四个旋钮都用上,要选择适当的倍率 $K_r$。
3. 要细心调整检流计的零点校正钮。

## [思考题]

1. 电桥由哪几部分组成? 电桥的平衡条件是什么?
2. 当电桥达到平衡后,若互换电源与检流计的位置,电桥是否仍保持平衡? 试证明。

# 实验 13　交流电路的测量

## [实验目的]

1. 学习测量电阻、电容和自感线圈在交流电路中的阻抗、容抗和感抗,并学会测量电容器的电容和线圈的自感系数的一种方法。
2. 验证交流电路的欧姆定律。

## [实验仪器]

实验仪器包括交流电源(50 Hz,50 V)、无阻自感线圈、电容器、电阻器(无自感)、交流伏特表、交流安培计、可变电阻器、双刀开关及导线。

## [实验原理]

如图 5.17 所示,将电阻 $R$、电容 $C$ 和自感线圈 $L$ 串联后接入交流电源,在串联组合的 $A$ 和 $D$ 两点间,电压的有效值 $U$ 及通过此串联组合的电流有效值 $I$ 之间满足下列关系式,即

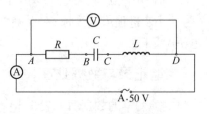

图 5.17　实验原理图

$$Z_{RCL} = \frac{U_{RCL}}{I} \qquad (5.5)$$

式中,$Z_{RCL}$ 为串联组合的交流总阻抗,其理论值 $Z'_{RCL}$ 为

$$Z'_{RCL} = \sqrt{R^2 + \left(L\omega - \frac{1}{C\omega}\right)^2}$$

式中,$\omega$ 为交流电源的原频率。当电源频率 $f = 50$ Hz 时,$\omega = 2\pi f = 2 \times 3.14 \times 50 = 314$ s。

通常我们称式(5.5)所表示的关系为交流电路欧姆定律。由式(5.5)可知,如果串联电路中只有电阻 $R$ 时,则有

$$R = \frac{U_R}{I} \tag{5.6}$$

如果电路中只有自感线圈 $L$ 时,则有

$$Z_L = \frac{U_L}{I} \tag{5.7}$$

式中,$Z_L = \omega L$,$Z_L$ 称为电路的感抗。

如果电路中只有电容时,则有

$$Z_C = \frac{U_C}{I} \tag{5.8}$$

式中,$Z_C = L_\omega C$,$Z_C$ 称为电路的容抗。

[实验内容]

1. 测量电阻两端的电压 $U_R$

(1)按图 5.18 连接电路。变阻器 $R_2$ 取最大值,电流表和电压表分别选至相应量程,开关不闭合,电源不接,请教师检查电路后方可进行测量。

(2)接入电流,闭合开关。同时观察安培计和伏特表的读数是否超过量程,如超过量程应立即断开电源请教老师,如未超过量程,则可用变阻器 $R_2$ 调节电流,使其等于给定的电流值 $I_0$(例如 $0.300$ A),再由伏特计读出相应的电压值 $U_R$。

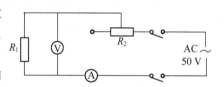

图 5.18 测量电阻两端电压电路图

2. 测量电容器两端的电压 $U_C$

将上述电路中的变阻器 $R_2$ 恢复到最大值,断开开关,取下被测电阻 $R_1$,接入电容器 $C$,重复上述方法测出 $U_C$。

3. 验证交流电路欧姆定律

把变阻器 $R_2$ 恢复到最大值,断开开关,将电阻、电容器和自感线圈按图 5.17 顺序串联后接入电流,调节变阻器 $R_2$ 使电流仍为原给定值 $I_0$,记下总电压 $U_{RCL}$。

[数据记录与数据处理]

1. 根据测得的电压和电流分别计算出 $R = U_R/I_0$,$Z = U_C/I_0$,$Z_L = U_L/I_0$,$Z_{RCL} = U_{RCL}/I_0$。

2. 根据求得的 $R$,$Z$,$Z_L$ 求出 $Z'_{RCL} = \sqrt{R^2 + (Z_L - Z_C)^2}$,比较 $Z_{RCL}$ 与 $Z'_{RCL}$ 的差值,并计算出百分误差 $\delta$,即

$$\delta = \frac{|Z_{RCL} - Z'_{RCL}|}{Z'_{RCL}} \times 100\%$$

如果操作正确,$\delta$ 值应很小,在理论上 $Z_{RCL}$ 与 $Z'_{RCL}$ 应相等,从而验证了交流电路的欧姆定律。

3. 根据 $Z_C$ 和 $Z_L$ 分别计算出电容器的电容和自感线圈的自感系数 $L$。

将本实验各类数据填入表 5.4 中。

表 5.4　阻抗数据记录表格

| 被测项目 | 被测元件 | | | |
|---|---|---|---|---|
| | 电阻器<br>(R) | 电容器<br>(C) | 自感线圈<br>(L) | R–C–L<br>串联 |
| 被测元件两端的<br>电压/V | | | | |
| 待测的参数<br>(计算) | 电阻 R = | 容抗 $Z_C$ =<br>电容 C = | 感抗 $Z_L$ =<br>自感系数 L = | $Z_{RCL}$ =<br>$Z'_{RCL}$ =<br>百分误差 $\delta$ = |

## [注意事项]

1. 在每次测量时闭合与断开开关前,必须将变阻器 $R_2$ 取为最大值,以免电流过大或电容放电及自感现象等原因烧坏仪表。

2. 为保证安全,一般条件下,将 220 V 的电源电压降到 50 V 后作为本实验的电源。

3. 由于装有铁芯线圈的自感系数随通过线圈的电流而异,因此在各个测量中都必须取电流为同一确定值 $I_0$(例如 0.300 A)。

## [思考题]

1. 如将图 5.18 中的交流电源改为直流电源,关系式 $Z_{RCL} = U_{RCL}/I$ 是否成立? 如果改变交流电源的频率,总阻抗在数值上是否变化?

2. 在测量过程中,为什么每次闭合与断开开关前都必须将变阻器取为最大值?

## [预习要求]

1. 本实验在接通电源之前要注意哪些元件的选择?

2. 实验结果要进行哪些物理量的计算?

# 实验 14　心电图机技术指标的测量

## [实验目的]

1. 学会测量心电图机技术指标,鉴定心电图机的性能。

2. 学会心电图机的使用方法,为临床应用打下技术基础。

## [实验原理]

心电图机是描记由于心房及心室有电激励而影响身体表面不同部位的电位差别的仪器。心电信号是微弱的,一般只有 1.5 ~ 2.0 mV,因此必须先将其输入到电压放大器中进行电压放大,然后再送入功率放大器中进行功率放大,使其具有足够的功率。这样在输入记录器后推动描笔(也称热笔)按心电信号变化规律进行摆动,描笔下的记录(心电图)纸在匀速移动时,就可以记下随时间变化的波形心电图。

心电图机结构和功能比较典型,在一般医学电子仪器中具有一定的代表性。因此通过心电图机的研究,可帮助我们进一步了解和掌握其他医学仪器。心电图机的结构如图 5.19 所示,它由导联线、电极板、缓冲放大器、导联选择器、前级放大器、增益粗调、后级放大器、功率放大器、记录器、标定电压发生器、变压器、整流器、稳压电源、热笔温度调节器、电动机、传动走纸装置等部分所组成。

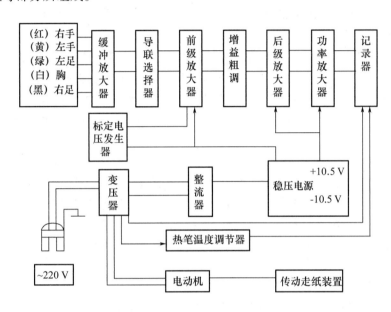

图 5.19　心电图机的结构图

心电图机有如下七项技术指标。

1. 噪声和漂移

噪声是指放大器在放大信号的同时,也把放大器内部产生的或外界干扰产生的无规则信号放大了。其特点是描笔做频率较快的颤动。漂移是指描笔基线的不稳定现象。正常的心电图机要求机器内部所产生的噪声和漂移在记录纸上不应反映出来。

测量噪声和漂移的方法:将心电图机的增益旋钮转动调至最大,然后行走心电图纸做记录,将描出图线与图 5.20 进行对比,判断其是否正常。

2. 放大器的增益

放大器的增益是指放大器的放大倍数。心电图机的放大倍数反映了它对心电信号放大的程度,表示了仪器的灵敏度。

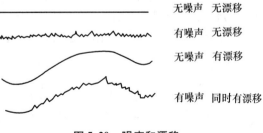

图 5.20　噪声和漂移

正确的心电图机的放大倍数应为 5 000 ~ 7 500 倍。即当增益旋钮调节到满刻度时,1 mV 标准电压经放大后,在描记纸上记录下来的曲线振幅不低于 15 mm。

检验心电图机的放大器增益，是把"增益"旋钮 $M_3$ 旋至最大，然后不断按动 1 mV 标准电压按钮 $K_3$，把 1 mV 标准电压信号发生器所产生的信号输入放大器中的记录纸上不断描出方波，振幅达到 15 mm 以上，则此心电图机的放大倍数合乎要求，如图 5.21 所示。

3. 放大器的对称性

心电图机对正负信号的放大倍数之比叫作放大器的对称性。对于等幅的正负信号的放大倍数是相等的，如果不相等，会造成心电图的失真，失去真实性，使诊断产生错误。

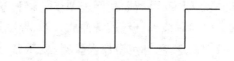

图 5.21 方波

检验心电图机的放大器的对称性的方法：开机，按动标准电压按钮，调节增益使描记信号振幅为 12 mm。然后开动走纸马达，并将 $K_3$ 按下持续不放。这时描笔首先上跳，记下上方波波形的振幅，然后描笔慢慢下降回到原基线的地方，这时突然放开 $K_3$，于是描笔向相反方向跳动，记下下方波波形的振幅，如果下方波的振幅和上方波的振幅均相等，这就表示放大器的对称性正常。

4. 阻尼性能

心电图机用来控制记录器自身振荡的作用叫作阻尼。如心电图机的阻尼不足，描笔在脉冲电流作用下运动过度，形成超射现象，这时方波在转折处描出突出的波形。若阻尼太大，描笔动作滞缓，方波在转折处不成直角，而出现圆钝。只有阻尼适当，才能够得到方波波形。检验阻尼情况，可与检验放大倍数同时进行，在获得方波以后，看各方波的曲线转折点即可，如图 5.22 所示。

5. 频率响应

心电图波形的振幅随着信号频率的改变而改变。这种特性叫作频率响应特性。心电图不是简单的正弦波，而是由许多不同振幅不同频率的正弦波合成的。其主要频率范围为 0.05 ~ 80 Hz，不同的放大器有不同的频率特性，心电最低频率约为 5 Hz，最高频率约为 50 Hz。一台性能良好的心电图机，它的放大器应对心电的最低频率到最高频率范围的信号都能平均地放大，才能使心电图不失真，即放大器的下截止频率应低于 5 Hz，一般要求其频率范围为 0.5 ~ 200 Hz。

测定心电图机频率响应的方法：在开动"记录"按钮走纸以后，立即按下 $K_3$ 按钮，并自动慢慢回到基线，描出图 5.23 所示波形，度量从波形振幅的顶端下降了 2/3 的位置，计算所需要的时间，时间能保持在 1.5 ~ 2.4 s，则合乎要求。时间越长，放大器对低频信号的响应越好，如果时间小于 1.5 s，则放大器对低频信号的响应是很差的。

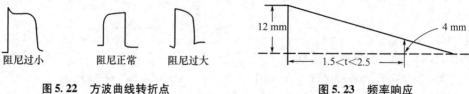

图 5.22 方波曲线转折点      图 5.23 频率响应

6. 时间常数

时间常数是指方波以 100% 的波幅下降到 37% 的波幅所经历的时间。一般要求时间常数在 3.2 s 以上,范围为 1.5~3.5 s,比 3.5 s 大一些也允许,但不能小于 1.5 s。

7. 记录(走纸)常数

心电的变化除了有波形问题外,还有重复频率的问题,每分钟心电电势变化的频率也是研究和诊断中的一个重要因素。因此,心电图应反映这一规律。记录心电图的纸是坐标纸,纵坐标为心电电势差变化的大小,横坐标为时间。坐标纸中每小格代表的时间单位由走纸的速度决定。一般心电图机设计有两个走纸速度:25 mm/s 和 50 mm/s。此时,时间坐标上每小格为 0.04 s 或 0.02 s。如果心电图机不能按照规定的速度走纸,就会造成计算时间上的误差,因此心电图机要经常校正时间。实验所用的心电图纸(坐标纸)是热压型,是在纸表面上涂上一层白色化学物质,遇热后就会变黑(描笔相当于一只小烙铁,温度高,不要用手触摸)。

经测定后,若心电图机的七项指标符合要求,即可使用。

本实验介绍的是 XDH－3 型直描式心电图机。其面板如图 5.24 所示,各旋钮及开关的名称和作用如下。

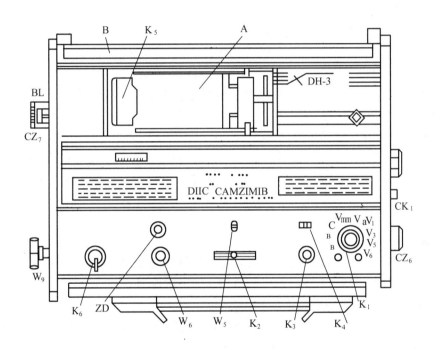

**图 5.24　XDH－3 型直描式心电图机面板图**

$K_1$——导联选择开关旋钮。

$K_2$——"记录""观察""准备"开关。

$K_3$——1 mV 定标电压按钮。

$K_4$——电源开关,向上接通,向下关断。

$K_5$——25 mm/s 和 50 mm/s 走纸变速开关。

$K_6$——2 cm/mV,1 cm/mV,1/2 cm/mV 灵敏度控制开关。

$W_5$——增益细调电位器。

$W_6$——基线移位调节器(记录时控制波形在记录纸中的位置)。

$W_9$——热笔温度调节器(顺时针转向温度升高)。

$CZ_7$——电源线插座。

B——装纸扳手。

$CZ_6$——导联线插座。

BL——保险丝。

$CK_1$——地线插孔。

ZD——指示灯。

A——记录纸装架。

[实验内容]

1. 心电图机的大调整

(1)未接通电源之前,各个控制器调至下列位置:

$K_1$——"0"位,$K_6$——"1"位,$K_2$——置于"准备"位,$K_4$——"向下",$K_5$——"25",$K_6$——中间位置,$CK_1$——接地线。

(2)接通电源即"向上","ZD"亮。预热两分钟。

(3)转动 $W_6$,观察描笔移动位置,然后将描笔置于中间基线位置。

(4)$K_2$ 置于"观察"位置。

(5)重复按"定标电压"按钮,描笔应上下跳动。

(6)$K_2$ 置于"记录"位置,电动机转动,记录纸走出,同时重复地按 $K_3$。此时应描出 10 mm 振幅的方波。调节 $W_9$ 使描笔描出的线条浓淡适中。如方波振幅不是 10 mm,可调节 $W_5$ 校正,然后将 $K_2$ 置于准备位。

2. 测量心电图机技术指标

(1)测量噪声和漂移

将增益旋钮 $W_5$ 调至最大,按下按钮 $K_2$ 置于观察处,片刻,再将其调至"记录"处,走纸 3 ~ 5 cm(时间很短),然后将 $K_2$ 拨回准备位置,研究所得结果。

(2)测量放大器的增益和阻尼性能

保持 $W_5$ 于最大处,左手按下 $K_2$ 在记录位的同时,右手连续转动 $K_3$ 五次,使记录纸记下五个方波,然后将 $K_2$ 调回准备位置,可以从波形上看出放大倍数是否合乎要求,阻尼是否正常。

(3)放大器的对称性,频率响应

将 $K_2$ 调至"观察"位,将 $W_5$ 慢慢旋小,按动 $K_2$ 观察描笔的振幅,使之约为 12 mm。然后把 $K_2$ 调至"记录"位,按下 $K_3$ 持续不放,描笔上跳后慢慢回到极限,放开 $K_3$ 让描笔下跳再缓慢回到基线。把 $K_2$ 调回准备位置,研究所得结果。

(4)测定时间常数与走纸速度

将 $W_5$ 调至接近于最小,将导线的红、绿两线靠近电源线。黄、黑、白等导线接地,将导联开关转置于"Ⅰ"位置。稍等片刻,按下 $K_2$ 至"观察"位置,可见描笔高速跳动,调节 $W_5$,使描笔振幅约为 0.5 cm,停下记录,将 $K_5$ 转向"50 mm/s"挡,重新记录,走纸 3 ~ 5 cm,将 $K_2$

按钮拨回准备位置,$K_5$ 转回"25 mm/s"挡,导联开关转回"0"位置。

3. 描绘心电图

(1)调节并使描笔幅度约为 12 mm。

(2)将各导联线与人体连好,板状电极与皮肤间加湿布垫,胶带扎紧,否则有噪声产生,将导联开关置于"Ⅰ"位置。

(3)被测者安静躺下(或安静坐下),先将 $K_2$ 调至"观察"位置,片刻,若看到描笔无抖动地、有规则地跳动,则说明描记正常,可将 $K_2$ 调至"记录"位置,进行心电图描记(可以连续描记,即马达不停,变换导联开关);若 $K_2$ 处于"观察"位置,看到描笔有高频颤动,说明有噪声存在,应将 $K_2$ 调回"准备"位置,检查导线与人体接触是否正常,是否导线接地。

(4)测试完毕,将 $K_2$ 调回"准备"位置。导联开关调回"0"位,关上电源开关,拆除电极,将仪器收好。

[注意事项]

1. 心电图纸比较贵重,请使用时注意节约。

2. 心电图机不易连续使用 3 h 以上,如果是夏季做此实验,发现机内温度升高时,略微休息后方可使用,否则仪器容易烧坏。

3. 当导联线未接到人体身上的电极板时,$K_1$ 应置于"0"位,$K_2$ 置于"准备"位。

4. 使用时必须接妥地线,以防交流干扰和保证人体安全。心电图机装有一个接地线插孔,并附有地线一根,接至附近冷水管上,暖气管、热水管和煤气管都能作为接地点。

5. 更换记录纸后,可能引起阻尼的改变,必须加以调节至适当程度。方法如下:

①调节描笔的压力螺丝(图 5.25),使描笔压力适当。

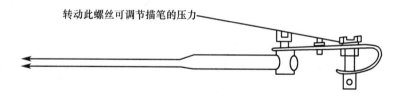

转动此螺丝可调节描笔的压力→

**图 5.25　压力螺丝**

②可调节阻尼调节器(可不拆开机器,调节在底盖上一只圆孔内的电位器)使其达到正常要求。

[思考题]

1. 如果在测心电图时,被测人讲话或者有其他动作,测得心电图能否准确,为什么?

2. 临床使用心电图机前,为什么要事先进行鉴定?

[预习要求]

1. 心电图机七项技术指标是什么? 如何测定?

2. 测得理想的心电图,应注意哪些事项?

# 实验 15　静电场的模拟描绘

在一些科学研究和生产实践中,往往需要了解带电体周围静电场的分布状况。如用于高压工程(高压传输),电子束器件(显像管,示波管,大功率电子管),带电粒子束器件(静电加速器)等的设计与制造工作中。

## [实验目的]

1. 了解静电场模拟描绘的依据及原理。
2. 学习测量稳恒电流场中电位分布的方法。
3. 测量同轴圆柱(同轴电缆)电场的模拟描绘。

## [实验仪器]

实验仪器包括电极架、同步探针、插件式电极板、专用稳压电源(包括电压表及指示仪表)。

双层静电场模拟实验仪如图 5.26 所示。

1. 电极架

电极架分上下两层。上层为载纸板,翻开活动板压入坐标纸或白纸,供同步探针打点描迹用。下层为载极板,供各种电极板更换时插入和同步探针座水平移动,如图 5.26 所示的电极架部分。

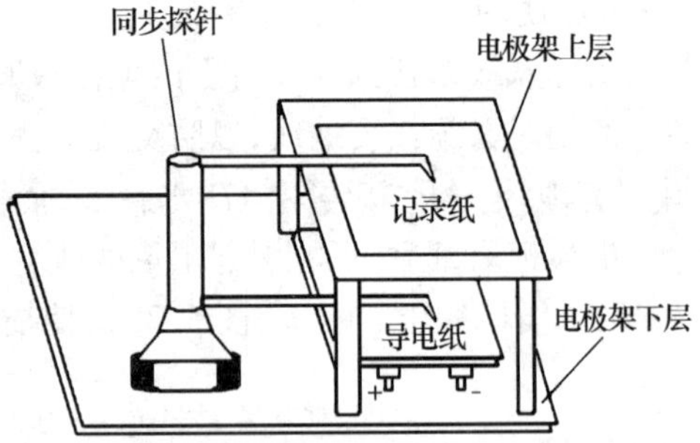

2. 电极板

电极板共有五种形状,即点电荷电极板、

**图 5.26　双层静电场模拟实验仪**

点与平板电极板、平行电极板、同心圆电极板和示波管聚焦电极板。此次实验只用同心圆电极板与聚焦电极板两种。

3. 同步探针

同步探针由装在探针座上的两根同样长短的弹性簧片和两根细而圆滑的镀铬钢针组成,同步探针座可沿载极板的左方水平地自由移动。下探针与上探针同处一条轴线上。当下探针探测到同等电位点后,可用上探针在载纸板的纸上同步地打出相应的等电位点。

## [实验原理]

电场强度 $E$ 是一个矢量,而电位是标量,因此在电场的计算或测试中往往是先研究电位的分布情况。我们可以先测得等位面,再根据电力线与等位面处处正交的特点,做出电力线,整个电场的分布就可以用几何图形清楚地表示出来了。有了电位 $V$ 值的分布,由

$$E = -\nabla V \tag{5.9}$$

便可求出 $E$ 的大小和方向,整个电场就算确定了。

但实验上想利用磁电式电压表直接测定静电场的电位是不可能的,因为任何磁电式电

表都需要有电流通过才能偏转,而静电场是无电流的。任何磁电式电表的内阻都远小于空气或真空的电阻,若在静电场中引入电表,势必会使场发生严重畸变;同时,电表或其他探测器置于电场中,要引起静电感应,使原场源电荷的分布发生变化。人们在实践中发现,当有些测量在实际情况下难以进行时,可以通过一定的方法,模拟实际情况而进行测量,这种方法称为"模拟法"。

模拟法要求两个类比的物理现象遵从的物理规律具有相同的数学表达式。从电磁学理论可知,电解质中的稳恒电流场与介质(或真空)中的静电场之间就具有这种相似性。因为对于导电媒质中的稳恒电流场,电荷在导电媒质内的分布与时间无关,其电荷守恒定律的积分形式为

$$\begin{cases} \oint_L \boldsymbol{j} \cdot \mathrm{d}L = 0 \\ \iint_s \boldsymbol{j} \cdot \mathrm{d}s = 0 \end{cases} \qquad （在电源以外区域）$$

而对于电介质内的静电场,在无源区域内,下列方程式同时成立,即

$$\begin{cases} \int_L \boldsymbol{E} \cdot \mathrm{d}L = 0 \\ \iint_s \boldsymbol{E} \cdot \mathrm{d}s = 0 \end{cases}$$

由此可见,电解质中稳恒电流场的 $\boldsymbol{j}$ 与电介质中的静电场的 $\boldsymbol{E}$ 遵从的物理规律具有相似的数学公式,在相同的边界条件下,二者的解亦具有相同的数学形式。所以这两种场具有相似性,实验时就用稳恒电流场来模拟静电场,用稳恒电流场中的电位分布模拟静电场中的电位分布。实验中,将被模拟的电极系统放入填满均匀的电导远小于电极电导的电解液中或导电纸上,电极系统加上稳定电压,再用检流计或高内阻电压表测出电位相等的各点,描绘出等位面,再由若干等位面确定电场的分布。

通常电场的分布是个三维问题,但在特殊情况下,适当地选择电力线分布的对称面便可以使三维问题简化为二维问题。实验中,通过分析电场分布的对称性,合理选择电极系统的剖面模型,置放在电解液中或导电纸上,用电表测定该平面上的电位分布,据此推得空间电场的分布。

1. 同轴圆柱形电缆电场的模拟

如图 5.27 所示,一圆柱形同轴电缆,内圆筒半径为 $r_1$,外圆筒半径为 $r_2$,所带电荷线密度为 $\pm\lambda$。

根据高斯定理,圆柱形同轴电缆电场的电位移矢量为

$$\boldsymbol{D} = \frac{\lambda}{2\pi r}$$

电场强度为

$$\boldsymbol{E} = \frac{\lambda}{2\pi\varepsilon r}$$

式中,$r$ 为电场中任意一点到轴的垂直距离。两极之间的电位差为

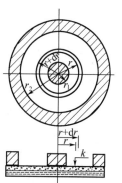

图 5.27　圆柱形电场

$$V_1 - V_2 = \int_{r_1}^{r_2} \frac{\lambda}{2\pi\varepsilon r}\mathrm{d}r = \frac{\lambda}{2\pi\varepsilon}\ln\frac{r_2}{r_1}$$

设 $V_2 = 0$ V,则

$$V_1 = \frac{\lambda}{2\pi\varepsilon}\ln\frac{r_2}{r_1} \tag{5.10}$$

任意半径 $r$ 处的电位为

$$V = \int_{r}^{r_2} \frac{\lambda}{2\pi\varepsilon r}\mathrm{d}r = \frac{\lambda}{2\pi\varepsilon}\ln\frac{r_2}{r} \tag{5.11}$$

把式(5.10)代入式(5.11)消去 $\lambda$,得

$$V = \frac{V_1}{\ln\dfrac{r_2}{r_1}}\ln\frac{r_2}{r} \tag{5.12}$$

现在要设计一个稳恒电流场来模拟同轴电缆的圆柱形电场,使它们具有电位分布相同的数学形式,其要求如下:

(1)设计的电极与圆柱形带电导体相似,尺寸与实际场有一定比例,保证边界条件相同;

(2)导电介质用电阻率比电极大得多的材料(本实验用导电纸),且各向同性均匀分布,相似于电场中的各向同性均匀分布的电介质。

如图 5.27 所示,当两个电极间加电压时,中间形成一稳恒电流场。设径向电流为 $I_0$,则电流密度为 $j = \dfrac{I_0}{2\pi r}$,这里媒质(导电纸)的厚度取单位长度。

根据欧姆定律的微分形式 $j = \sigma \boldsymbol{E}$,有

$$\boldsymbol{E} = \frac{I}{2\pi\sigma r}$$

显然,场的形式与静电场相同,都是与 $r$ 成反比。因此两极间电位差与式(5.10)相同,电位分布与式(5.12)相同,即

$$V = \frac{V_1}{\ln\dfrac{r_2}{r_1}}\ln\frac{r_2}{r} \tag{5.13}$$

在本实验中,$r_1 = 10$ mm,$V_1 = 10$ V;$r_2 = 50$ mm,$V_2 = 0$ V。

由式(5.13)可得

$$r = r_2\left(\frac{r_2}{r_1}\right)^{-\frac{V}{V_1}} \tag{5.14}$$

2. 静电测绘方法

在实际测量中,由于测定电位(标量)比测定场强(矢量)容易实现,所以先测等位线,然后根据电力线和等位线的正交关系,绘出电力线分布,把电场形象化反映出来。本实验用电压表法测绘电场,电路原理图如图 5.28 所示。为了测量准确,要求测量电位的仪表中基本

无电流流过,一般采用高输入阻抗的晶体管(或电子管)电压表。用测笔 C 测量场中不同点,电压表显示不同数值,找出电位相同点,使之能画出等位线。

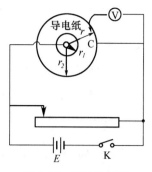

**[实验内容]**

1. 根据实验要求将同轴电极板,聚焦电极板分别插入描迹仪的下层电极座中。

2. 取一张坐标纸放在上层载纸板上,对准压纸板的中心位置后将其压紧。

图 5.28　测绘电路图

3. 连接电路。注意将探针座的接线柱连于电压表的正端,电表的负端已连于描迹仪电源的负端。

4. 调节极间电压分别为 6 V,10 V 等。将下探针紧贴电极板上的正电极,就可以准确地读出极间电压值。

5. 右手平稳地移动探针座。由于下探针紧贴导电纸面移动,眼睛注视电表读数,电流场在导电纸上造成的电位分布可以从电表上读出。分别找出 1 V,2 V,3 V,…等位线。待找出准确的等位值后,即可用手挪动上探针,让其在坐标纸上找出相应的等位点。

6. 取下坐标纸,用曲线板等制图工具将同一电位值的点连成光滑的曲线,即构成相应于电位为 1 V,2 V,3 V,…的等位线。

利用静电场中电力线与等位线垂直的关系,做出相应的电力线。

**[数据记录与数据处理]**

对同轴电极进行理论值和实际测量值的比较,算出误差,找出误差的原因。对式(5.14)做变换得 $r = R_0 \left( \dfrac{r_0}{R_0} \right)^{\frac{V}{V_0}}$。

(1)取 $V_0 = 6.0$ V,$r_0 = 1.00$ cm,$R_0 = 5.00$ cm,按表 5.5 要求做,同一个电位点至少找五个不同位置。

表 5.5　测量电位表

| $V/V$ | 0.0 | 1.0 | 2.0 | 3.0 | 4.0 | 5.0 | 6.0 |
|---|---|---|---|---|---|---|---|
| $\dfrac{V}{V_0}$ | 0.0 | $\dfrac{1}{6}$ | $\dfrac{1}{3}$ | $\dfrac{1}{2}$ | $\dfrac{2}{3}$ | $\dfrac{5}{6}$ | 1.0 |
| $r_t/cm$ | | | | | | | |
| $r_p/cm$ | | | | | | | |
| $r_t - r_p$ | | | | | | | |
| $\dfrac{r_t - r_p}{r_t}$ | | | | | | | |

注:$r_t$ 为理论值,$r_p$ 为实际测量值。

(2)用一张直角坐标纸分别绘出理论和实验的等位线与电力线,要用不同颜色表示,实际用两种即可。

**［注意事项］**

当下探针紧贴导电纸移动时,有的针比较尖利,容易划破纸。为了不让针划破纸,在移动时,左手握住针,针尖稍微离开一点纸面。

**［思考题］**

1. 导电纸不均匀,会对模拟实验带来什么影响?

2. 将极间电压的正负极交换一下,所做等位线会有变化吗?

3. 做电位测量时能否使用低输入阻抗的电压表? 若使用了低输入阻抗的电表进行测量,会有什么结果?

# 实验 16　温度传感器特性的研究

**［实验目的］**

1. 熟悉几种常用温度传感器的工作特性。
2. 测量热敏电阻的电阻值与温度的关系。
3. 用热敏电阻等组装一个数字人体温度计,测量人体各部分的温度分布情况。

**［实验仪器］**

实验装置结构分布如图 5.29 所示。

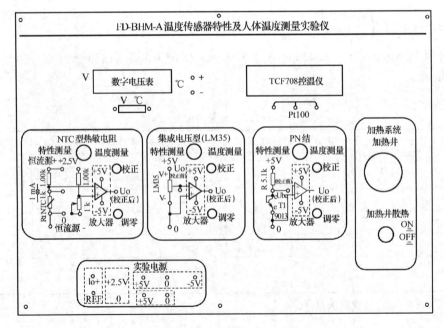

**图 5.29　实验装置结构分布图**

实验装置有六个部分,即温度传感器和放大器(三种)、电源、数字电压表、控温仪及干井式恒温加热炉。实验时,按面板电路图接好实验电路,将控温传感器(Pt100)插入干井式恒温加热炉的一个井孔,待测传感器插入另一个井孔就能进行实验了。

[实验原理]

1. NTC 型热敏电阻

热敏电阻是利用半导体电阻阻值随温度变化的特性来测量温度的,按电阻阻值随温度升高而减少或增大,热敏电阻分为 NTC 型(负温度系数热敏电阻)、PTC 型(正温度系数热敏电阻)和 CTC 型(临界温度热敏电阻)。以上三种电阻的电阻 – 温度曲线如图 5.30 所示,NTC 型热敏电阻阻值与温度的关系呈指数下降关系,在一定的温度范围内,NTC 型热敏电阻的阻值与温度关系满足以下经验公式,即

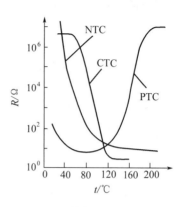

图 5.30  热敏电阻的电阻 – 温度特性曲线

$$R = R_0 e^{B\left(\frac{1}{T} - \frac{1}{T_0}\right)} \qquad (5.15)$$

式中,$R$ 为该热敏电阻在热力学温度 $T$ 时的电阻值;$R_0$ 为热敏电阻处于热力学温度 $T_0$ 时的电阻值;$B$ 是与热敏电阻材料有关的常数。

虽然 NTC 型热敏电阻的阻值与温度之间满足上述关系式,但在应用时,仍然可以找出某一小的温度范围(如 35 ~ 42 ℃),其阻值与温度呈比较好的线性关系。

应用热敏电阻时,一般都进行线性化处理,即通过线性化电路,使输出电压与温度基本成线性关系。如在 30 ℃ 范围内,非线性误差为 ±0.05 ℃。

2. 电压型集成温度传感器(LM35 型)

集成温度传感器是将热敏元件、放大器、温度补偿元件及测量电路集成在一个基片上的测温器件,电压型集成温度传感器的输出电压与温度成正比。LM35 电压型集成温度传感器如图 5.31 所示,其工作温度范围为 – 55 ~ + 150 ℃,灵敏度为 10 mV/K,被测温度与输出电压 $U$ 之间的关系为

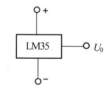

图 5.31  LM35 型电压型集成温度传感器

$$U = kt \qquad (5.16)$$

式中,$k$ 为传感器的灵敏度;$t$ 为摄氏温度。实验测量时只要直接测量其输出端电压 $U$,即可知待测量的温度。

3. PN 结温度传感器

PN 结温度传感器是利用半导体 PN 结的正向结电压对温度的依赖性,实现对温度检测的。实验证明,在一定电流通过的情况下,PN 结正向电压 $U$ 与温度 $T$ 之间有良好的线性关系。通常将硅三极管基极 b 和集电极 c 短路,用基极 b 和发射极 e 之间的 PN 结作为温度传感器测量温度。硅三极管基极和发射极间正向导通电压 $U_{be}$ 一般约为 600 mV(25 ℃时),且与温度成反比。线性良好,温度系数约为 – 2.3 mV/℃。通常 PN 结组成的二极管的电流 $I$ 和电压 $U$ 满足

$$I = I_s(e^{qU/kT} - 1) \qquad (5.17)$$

在常温条件下,且 $U > 0.1$ V 时,式(5.17)可近似为

$$I = I_s e^{qU/kT} \qquad (5.18)$$

式(5.17)和式(5.18)中,$q$ 为电子电量;$k$ 为玻耳兹曼常数;$T$ 为热力学温度;$I_s$ 为反向饱和电流。在正向电流保持恒定且电流较小的条件下,PN 结的正向电压 $U$ 和热力学温度 $T$ 近似满足下列线性关系,即

$$U = BT + U_{g0} \qquad (5.19)$$

式中,$U_{g0} = E_{g0}/q$,$E_{g0}$ 为半导体材料在 $T = 0$ K 时的禁带宽度;$B$ 为 PN 结的结电压温度系数。

[实验内容]

1. 测量 NTC 型热敏电阻的阻值 – 温度特性曲线并制作数字式人体体温计

(1)按面板指示接线,连接恒流源(电流恒定为 1.00 mA)、热敏电阻等。将控温传感器 Pt100 铂电阻(A 级)插入干井式恒温加热炉的中心井,另一只待测试的 NTC 热敏电阻插入干井式恒温加热炉的另一井。

(2)先测量室温时热敏电阻两端电源电压 $U_R$,然后开启加热器,每隔 5.0 ℃控温系统设置一次,在控温稳定 2 min 后,测量热敏电阻两端的电压,从而得到 NTC 热敏电阻的一系列温度时的电阻值,直到 60.0 ℃为止。根据 $U_R$ 和电流 $I$ 计算该温度时热敏电阻的阻值。

(3)将 $\ln R - \dfrac{1}{T}$ 关系数据进行拟合,得到 $R$ 与 $\dfrac{1}{T}$ 的关系公式,并求出常数 $B$。

(4)选取 35 ~ 42 ℃,电阻 $R$ 与 $t$(摄氏温度)近似呈线性关系的温度范围,制作数字温度计,并与标准水银温度计进行对比测量。

(5)将自己组装的数字式人体温度计进行人体各部位(腋下、眉心、手掌内)的温度测量(除口腔外),并与水银体温表测量口腔(口腔表)的温度进行比较,了解人体各部位温差的原因。

2. PN 结温度传感器温度特性的测量及应用

将控温传感器 Pt100 铂电阻插入干井式恒温加热炉的中心井,PN 结温度传感器插入干井式恒温加热炉的另一个井内。按要求插好连线,从室温开始测量,然后开启加热器,每隔 10.0 ℃控温系统设置温度,测量 PN 结正向导通电压 $U$ 与热力学温度 $T$ 的关系,通过作图求 PN 结温度传感器的灵敏度。

制作电子温度计:将 PN 结的 $U$ 随温度变化的电压负温度系数 $-2.3$ mV/℃通过放大电路转化为正温度系数 10 mV/℃的电压输出,并将输出电压与标准温度进行对比校准,即可制成数字式人体温度计。最后用标准水银温度计对自制数字式人体温度计进行校准。

[数据记录与数据处理]

要求同学自己设计表格。

[思考题]

1. 本实验所用的三种温度传感器各有什么优缺点?

2. 除了本实验提到的温度传感器以外,你还了解哪些温度传感器?它们的工作原理是什么?

## 实验 17　压力传感器特性研究

### [实验目的]

1. 了解气体压力传感器的工作原理,掌握压力传感器特性测试方法。

2. 利用气体压力传感器、放大器和数字电压表组装一台数字压力计(血压计)并对其定标和测量血压。

3. 了解心率计及脉搏仪的基本结构,学会观察和记录脉搏。

### [实验仪器]

实验装置及材料有 FD-HRBP-A 型压力传感器特性及人体心律血压测量实验仪、100 mL 注射器气体输入装置、血压测量装置(测血压袖套和听诊器)、若干实验插线等。

实验仪有六个部分组成,即指针式压力表、MPS3100 型气体压力传感器及放大器、数字电压表、HK2000B 型压阻脉搏传感器及放大器、智能脉搏计数器和两组直流稳压电源。实验仪面板如图 5.32 所示。

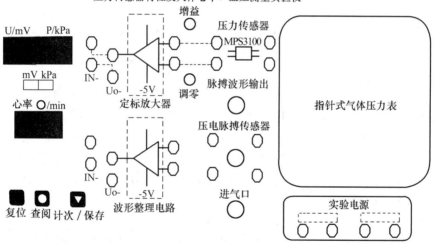

**图 5.32　实验仪面板**

本仪器接通电源后,除了测量仪表及直流稳压电源外,实验电路(传感器)须接上所规定的电压(5 V)后才能工作。为方便连接线路,在面板上的适当位置安装了插线柱,实验时,利用插线柱、插接线把线路连接起来。实验组装的数字压力计(0～32 kPa)在定标后才能使用,1 mmHg = 0.133 322 4 kPa。

本实验所用气体压力表为精密微压表,压强的实际测量范围为 4～32 kPa,实验时,气体压力严禁超过 36 kPa(瞬间),瞬态超过 40 kPa 可能损坏压力表。

**[实验原理]**

1. 集成压力传感器的基本原理

压力传感器是把压力(压强)大小转变成相应的电信号的器件。集成压力传感器是以硅为主要材料,把用来感受压力的硅应变膜、应变电阻以及采集应变信号的桥式电路、放大输出电路等集于一个芯片上的器件。其中的应变电阻是通过在硅应变膜上适当掺杂且直接扩散而形成的,掺杂后的晶格取向有两个方向,且互相垂直。当应变膜发生形变时,应变电阻的阻值按晶格取向增加而减少。应变电阻一般有四个,按晶格取向分为 $R_1$,$R_3$ 和 $R_2$,$R_4$ 两组。压力传感器基本结构示意图如图 5.33(a)所示。

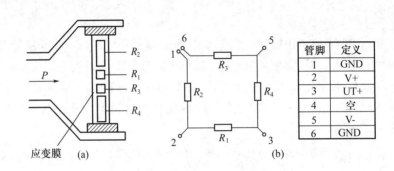

**图 5.33　压力传感器基本结构及桥式电路**

(a)压力传感器基本结构;(b)桥式电路

四个应变电阻连接成如图 5.33(b)所示的桥式电路。若在 2,5 两端施加电压 $U$,则应变膜无形变时,四个应变电阻阻值相等,即 $R_1 = R_2 = R_3 = R_4 = R$,1,3 两端的输出电压 $u = 0$。当气体进入压力腔并作用于硅应变膜上时,应变膜弯曲变形,并使其上的四个应变电阻分别产生拉伸和压缩形变,从而使应变电阻阻值发生变化。由于晶格取向不同,靠近中心的两个应变电阻($R_1$,$R_3$)阻值增加 $\Delta R$,靠近边沿的两个应变电阻($R_2$,$R_4$)阻值减少 $\Delta R$。此时 1,3 两端的输出电压为

$$u = (U/R)\Delta R \qquad (5.20)$$

由式(5.20)可知,若外加电压 $U$ 和应变电阻 $R$ 静态阻值保持不变,则输出电压 $u$ 与 $\Delta R$ 呈线性关系。只要在设计时保证输入压力与应变电阻的应变量呈线性关系,即可保证输入压力与输出电压 $u$ 之间呈线性关系。因此,变化的压力(如血压计)可通过压力传感器变成按正比变化的电信号。

本实验所用的集成压力传感器为 MPS3100 型,其输出桥路及管脚定义如图 5.33(b)所示,工作电压为 +5 V,当气体压强范围为 0 ~ 40 kPa 时,输出电压范围为 0 ~ 75 mV(典型值)。由于制造工艺限制,传感器在 0 kPa 时,其输出不为零(典型值 ±25 mV),故可以在 1,6 脚串接小电阻来进行调整。

2. 压力传感器特性及数字压力表(血压计)

若在压力传感器的输出端接一只数字电压表,在压力(压强)输入端,通过三通管接一只指针式压力表,改变输入的压力(压强)$P$,可从数字电压表读出与之相应的输出电压值

$u$。作 $u - P$ 图,可得压力与输出电压的线性关系。

因传感器电压与压力(压强)有一一对应关系,所以可用压力(压强)大小来标定电压表,即把压力传感器和数字电压表组合起来,构成了一只数字压力表(血压计)。

3. 血压测量

心脏工作时,血管内血液对血管壁的压强称为血压。心脏收缩时主动脉中血压的最高值称为收缩压,俗称高压;心脏舒张时主动脉血液的最低值称为舒张压,俗称低压。主动脉血液一般采用间接测量法,临床上通常测定上臂肱动脉血压,并以高出大气压的数值表示。当用数字血压计测量时,把气袋缠在肘关节上部,听诊器置于肱动脉处,通过充气加压先阻断动脉血流,然后缓慢减压,当气袋压强等于主动脉收缩压时,血流通过,并听到第一个脉动湍流声,此时压力计显示的数值即收缩压(高压)。继续缓慢减压,当气袋压强等于舒张压时,脉动湍流声消失,此时压力计显示的数值即舒张压(低压)。此种血压测量方法称柯氏音法,由俄罗斯医生 Kopotkoc 在 1905 年首先提出。本实验采用此法测量血压。

4. 验证波意耳定律

气体的状态可用体积 $V$、压强 $P$ 和温度 $T$ 三个量来确定。在通常气压环境条件下,气体可视为理想气体(气体压强不大),理想气体遵循以下定律,即

$$\frac{P_1 V_1}{T_1} = \frac{P_2 V_2}{T_2} = \cdots = \frac{P_r V_r}{T_r} = 常数 \tag{5.21}$$

即任何一定量气体的压强 $P$ 和气体的体积 $V$ 的乘积除以自身热力学温度 $T$ 为一个常数。

波意耳(Boyle)定律指出:对于一定量的气体,假定气体的温度 $T$ 保持不变,则其压强 $P$ 和体积 $V$ 的乘积是一个常数,即

$$P_1 V_1 = P_2 V_2 = \cdots = P_r V_r = 常数 \tag{5.22}$$

若把容器与压力计连接,保持容器内气体温度不变,当改变容器内气体的体积时,测出对应的压强大小,比较各个 $PV$ 值,可验证波意耳定律。


[实验内容]

实验前,打开仪器开关预热 5 min,待仪器稳定后开始实验。

1. 气体压力传感器 MPS3100 的特性测量

(1)在气体压力传感器 MPS3100 输入端接直流工作电压( +5 V),输出端接数字电压表。

(2)用橡皮管将注射器的针孔与压力表连接,注意连接前把活塞拉至 80 mL 位置,然后缓慢推进活塞以改变管路内气体压强。

(3)记录压力表指示的压力(4 ~ 32 kPa 测八次),以及与此相应的气体压力传感器的输出电压。

(4)画出气体压力传感器的输出电压 $u$ 与压强 $P$ 的关系曲线,计算气体压力传感器的灵敏度及线性相关常数。

2. 数字式压力表(血压计)的组装、定标

(1)用插接线将气体压力传感器 MPS3100 输出端与放大器的输入端连接,再将放大器输出端与数字电压表连接。

(2)反复调整气体压强为 4 kPa 与 32 kPa 时放大器的零点和放大倍数,使放大器输出

电压在气体压强为 4 kPa 时为 40 mV,在气体压强为 32 kPa 时为 320 mV。

(3)将放大器零点与放大倍数调整好后,琴键开关按在 kPa 挡,即此时电压表显示的是压强值,单位是 kPa。组装好的数字式压力表可用于人体血压或气体压强的测量,并以数字显示。

3. 血压测量

(1)将测血压用的袖套缠绑在肘关节上部,并把医学听诊器探头放在袖套内肱动脉处。

(2)袖套连接管通过三通接头与仪器进气口连通,用压气球向袖套充气至 20 kPa 时,打开排气口缓慢排气,同时用听诊器听脉搏湍流声(柯氏音),当第一次听到柯氏音时,记下压力表的读数,即为收缩压,最后一次听到的柯氏音所对应的压力表读数即为舒张压。

(3)如果舒张压读数不太肯定时,可以用压气球补气至舒张压读数之上,再次缓慢排气来读出舒张压。

4. 验证理想气体波意耳定律

(1)将注射器吸入空气活塞拉至 100 mL 刻线,用细橡皮管将注射器针孔与仪器进气口连接,此时若管道内的气体体积为 $V_0$,那么总的气体体积为 $V_0 + V_1$($V_1 = 100$ mL),压力表显示压强为零(实际压强约为 101.08 kPa)。

(2)逐渐将注射器内气体压缩,此时总的气体体积减少,压强将升高。每减少 5 mL 记录一次管道内压强,至少测五次。依次测得 $V_i + V_0$ 及相应压强 $P$ 值,共五组数据。

(3)作 $\dfrac{1}{P_i + P_0} - V_i$ 图,求出斜率 $K$ 和截距 $KV_0$,然后证明:

$$(V_2 + V_0)P_2 = (V_3 + V_0)P_3 = (V_4 + V_0)P_4 = (V_5 + V_0)P_5$$

从而验证波意耳定律。其中,$P_0$ 为大气压强。

5. 测量心率

(1)将压阻式脉搏传感器放在手臂脉搏最强处,用信号输入线将示波器输入端与脉搏传感器信号输入插座连接,接上电压( +5 V),绑上血压袖套,稍加些压力(压几下压气球,压强以示波器能看到清晰脉搏波形为准,如不用示波器则要注意脉搏传感器的位置,调整到计次灯能准确跟随心跳频率)。

(2)按下"计次、保存"键,仪器将会在规定的一分钟内自动测出每分钟脉搏的次数并以数字显示测出的脉搏次数。

6. 观察脉搏波形并从波形中分析收缩压及舒张压

把脉搏信号送到慢扫描长余辉示波器,观察分析脉搏波形,判断收缩压及舒张压。

[ 数据记录与数据处理 ]

将 MPS3100 气体压力传感器的输出特性的数据填入表 5.6 中。

表 5.6  MPS3100 气体压力传感器的输出特性

| 气体压强 $P$/kPa | 8.0 | 12.0 | 16.0 | 20.0 | 24.0 | 28.0 | 32.0 |
|---|---|---|---|---|---|---|---|
| 输出电压 $u$/mV | | | | | | | |

参考值:气体压力传感器灵敏度约为 $A = 1.664$ mV/kPa。

将验证波意耳定律得到的数据记录在表 5.7 中。

**表 5.7　验证波意耳定律**

| 气体体积 $V_i$/mL | | | | | | |
|---|---|---|---|---|---|---|
| 气体压强 $P$/kPa | | | | | | |

[思考题]

1. 气体压力传感器由哪几部分组成？它测量气体压强的原理是什么？
2. 什么是收缩压和舒张压？为什么用肱动脉处测得的血压表示主动脉血压？
3. 怎样用水银血压计和电子血压计测量人体血压？
4. 脉搏波是怎样形成的？

# 实验 18　线性电阻和非线性电阻的伏安特性曲线

电路中有各种电学元件,如线性电阻、半导体二极管和三极管,以及光敏、热敏和压敏元件等。知道这些元件的伏安特性,对它们的正确使用至关重要。利用滑线变阻器的分压接法,通过电压表和电流表正确地测出它们的电压与电流的变化关系的方法称为伏安测量法(简称伏安法)。伏安法是电学中常用的一种基本测量方法。

[实验目的]

1. 了解分压器电路的调节特性。
2. 验证欧姆定律。
3. 掌握测量伏安特性的基本方法。
4. 学会直流电源、滑线变阻器、电压表、电流表、电阻箱等仪器的正确使用方法。

[实验仪器]

实验仪器包括直流电源、滑线变阻器、电压表、电流表、500 Ω 的电阻、68 Ω 的保护电阻、二极管、单刀双掷开关及导线若干等。

[实验原理]

1. 分压电路及其调节特性

(1)分压电路的接法

如图 5.34 所示,将变阻器 $R$ 的两个固定端 $A$ 和 $B$ 接到直流电源 $E$ 上,而将滑动端 $C$ 和任一固定端($A$ 或 $B$,图5.34 中为 $B$)作为分压的两个输出端接至负载 $R_L$。图5.34 中 $B$ 端电位最低,$C$ 端电位较高,$C$ 与 $B$ 间的分压值 $U$ 随滑动端 $C$ 的位置改变而改变,$U$ 值可用电压表来测量。滑线变阻器的这种接法通常称为分压接法。分压器的安全位置一般是将 $C$ 滑至 $B$ 端,这时分压为零。

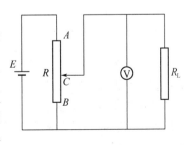

**图 5.34　分压电路**

（2）分压电路的调节特性

如果电压表的内阻大到可忽略它对电路的影响，那么根据欧姆定律很容易得出分压为

$$U = \frac{R_{BC}R_L}{RR_L + (R - R_{BC})R_{BC}}E$$

从上式可见，因为电阻 $R_{BC}$ 可以从零变到 $R$，所以分压 $U$ 的调节范围为零到 $E$，分压曲线与负载电阻 $R_L$ 的大小有关。理想情况下，即当 $R_L \gg R$ 时，$U = ER_{BC}/R$，分压 $U$ 与阻值 $R_{BC}$ 成正比，亦即随着滑动端 $C$ 从 $B$ 滑至 $A$，分压 $U$ 从零到 $E$ 线性地增大。

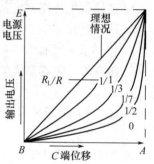

当 $R_L$ 不比 $R$ 大很多时，分压电路输出电压就不再与滑动端的位移成正比了。实验研究和理论计算都表明，分压电路输出电压与滑动端位置之间的关系如图 5.35 的曲线所示。$R_L/R$ 越小，曲线越弯曲，这就是说当滑动端从 $B$ 端开始移动，在很大一段范围内分压增加很小，接近 $A$ 端时，分压急剧增大，这样调节起来不太方便。因此，作为分压电路的变阻器通常要根据外接负载的大小来选用。必要时，还要同时考虑电压表内阻对分压的影响。

**图 5.35 分压电路输出电压与滑动端位置的关系**

2. 电学元件的伏安特性

在某一电学元件两端加上直流电压，在元件内就会有电流通过，通过元件的电流与端电压之间的关系称为电学元件的伏安特性。在欧姆定律 $U = IR$ 式中，电压 $U$ 的单位为 V，电流 $I$ 的单位为 A，电阻 $R$ 的单位为 $\Omega$。一般以电压为横坐标以电流为纵坐标做元件的电压 – 电流关系曲线，该曲线称为该元件的伏安特性曲线。

对于碳膜电阻、金属膜电阻、线绕电阻等电学元件，在通常情况下，通过元件的电流与加在元件两端的电压成正比关系变化，即其伏安特性曲线为一直线。这类元件称为线性元件，如图 5.36 所示。半导体二极管、稳压管等元件，通过元件的电流与加在元件两端的电压不呈线性关系变化，其伏安特性为一曲线。这类元件称为非线性元件，图 5.37 所示的为某非线性元件的伏安特性曲线。

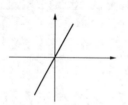

**图 5.36 线性元件的伏安特性曲线**

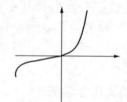

**图 5.37 非线性元件的伏安特性曲线**

在设计测量电学元件伏安特性的线路时，必须了解待测元件的规格，使加在它上面的电压和通过的电流均不超过额定值。此外，还必须了解测量时所需其他仪器的规格（如电源、电压表、电流表、滑线变阻器等的规格），也不得超过其量程或使用范围。根据这些条件所设计的线路，可以将测量误差减到最小。

3. 实验线路的比较与选择

在测量电阻 $R$ 的伏安特性的线路中,常有两种接法,即图 5.38(a)所示的电流表内接法和图 5.38(b)所示的电流表外接法。电压表和电流表都有一定的内阻,分别设为 $R_V$ 和 $R_A$。简化处理时直接用电压表读数 $U$ 除以电流表读数 $I$ 来得到被测电阻值 $R$,即 $R = U/I$。

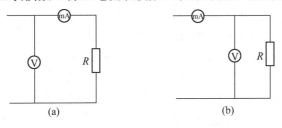

**图 5.38　伏安特性线路中常用两种接法**

(a)电流表内接;(b)电流表外接

这样会引进一定的系统性误差。当电流表内接时,电压表读数比电阻端电压值大,即

$$R = \frac{U}{I} - R_A \tag{5.23}$$

当电流表外接时,电流表读数比电阻 $R$ 中流过的电流大,这时有

$$\frac{1}{R} = \frac{I}{U} - \frac{1}{R_V} \tag{5.24}$$

在式(5.23)和式(5.24)中,$R_A$ 和 $R_V$ 分别代表电流表和伏特表的内阻。比较电流表的内接法和外接法,显然,如果简单地用 $U/I$ 值作为被测电阻值,电流表内接法的结果偏大,而电流表外接法的结果偏小,这两种接法都有一定的系统性误差。除了做这样简化处理的实验场合,为了减少上述系统性误差,测量电阻的线路方案可以粗略地按下列办法来选择:

(1)当 $R \ll R_V$,且 $R$ 较 $R_A$ 大得不多时,宜选用电流表外接。

(2)当 $R \gg R_A$,且 $R_V$ 和 $R$ 相差不多时,宜选用电流表内接。

(3)当 $R \gg R_A$,且 $R \ll R_V$ 时,则必须先用电流表内接法和外接法测量,然后再比较电流表的读数变化大还是电压表的读数变化大,根据比较结果再选择电流表采用内接还是外接,具体方法见本实验的实验内容第 2 点的第(3)小点。

如果要得到待测电阻的准确值,则必须测出电表内阻并按式(5.23)和式(5.24)进行修正,本实验不进行这种修正。

[实验内容]

1. 定性观察分压电路的调节特性

根据电磁学实验接线规则按图 5.34 接线(按回路接线),以电阻箱作为外接负载 $R_L$,根据变阻器和负载 $R_L$ 的额定电流(或功率),选择电源输出电压挡和电压表的量程。当 $R_L/R$ 取不同比值时,定性观察输出电压随滑动端位移变化的情况(只定性观察,不做曲线)。

2. 测量线性电阻的伏安特性

做出伏安特性曲线,并从图上求出电阻值。

(1)按图 5.39 接线,其中 $R$ 为 500 Ω 的电阻。

(2)依此选择电源的输出电压挡为 15 V,电流表和电压表的量程分别为 20 mA 和 20 V,

分压输出滑动端 $C$ 置于 $B$ 端(注意本实验中 $B$ 端皆指接于电源负极的公共端)。然后自己复核电路无误后,请教师检查。

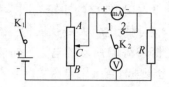

图5.39 电流表内、外接判断法

(3)选择测量线路。将 $K_2$ 置于位置 1 并合上 $K_1$,调节分压输出滑动端 $C$,使电压表(可设置电压值 $U_1 = 5.00\ V$)和电流表有一合适的指示值,记下这时的电压值 $U_1$ 和电流值 $I_1$,然后将 $K_2$ 置于位置 2,调节分压输出滑动端 $C$,使电压表值不变,记下 $U_2$ 和 $I_2$。将 $U_1,I_1$ 与 $U_2,I_2$ 进行比较,若电流表示值有显著变化(增大),$R$ 便为高阻(相对电流表内阻而言),则采用电流表内接法。若电压表有显著变化(减小),$R$ 即为低阻(相对电压表内阻而言),则采用电流表外接法。按照系统误差较小的连接方式接通电路(即确定电流表内接还是外接)。但若无论采用电流表内接还是外接,电流表示值和电压表示值均没有显著变化,则采用任何一种连接方式均可(为什么会产生这样的现象呢?)。

(4)选定测量线路后,取合适的电压变化值(如从 3.00 V 变化到 10.00 V,变化步长取为 1.00 V),改变电压测量八个测量点,将对应的电压与电流值记录列表,以便做图。

3. 测定二极管正向伏安特性,并做出伏安特性曲线

连线前,先记录所用晶体管型号和主要参数(即最大正向电流和最大反向电压)。然后用万用表欧姆挡测量其正、反向阻值,从而判断晶体二极管的正、负极(万用表处于欧姆挡时,负笔为正电位,正笔为负电位,指针式、数字式则相反)。

想一想如何利用万用表判别二极管的正、负极?还有其他判别二极管极性的办法吗?

在本实验中,我们实际上可以直接根据在二极管元件上的标志来判断其正、反向(正、负极)的。

测晶体二极管正向特性,因为二极管正向电阻小,可用图5.40 所示的电路,图中 $R$ 为保护电阻,用以限流。接通电源前应调节电源 $E$ 使其输出电压为 3 V 左右,并将分压输出滑动端 $C$ 置于 $B$ 端(这与图5.39 是一样的)。然后缓慢地增加电压,如取 0.00 V,0.10 V, 0.20 V,…(到电流变化大的地方,如硅管 0.6~0.8 V 可适当减小测量间隔),读出相应电流值,将数据记入相应表格。最后关断电源。此实验中,硅管电压范围在 1 V 以内,电流应小于最大正向电流,可据此选用电表量程。表格上方应注明各电表量程及相应误差。

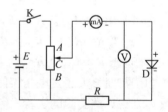

图5.40 测晶体二极管
正向特性

## [数据记录与数据处理]

1. 定性观察分压电路的调节特点

将实验测得数据填入表5.8 中。

表5.8　数据表

| K 合 1<br>电流表内接 | $U_1$ | $I_1$ | $R_1 = \dfrac{U_1}{I_1}$ | $\dfrac{\Delta_{R_1}}{R_1}$ | $R_1 \pm \Delta_{R_1}$ |
|---|---|---|---|---|---|
| K 合 2<br>电流表外接 | $U_2$ | $I_2$ | $R_2 = \dfrac{U_2}{I_2}$ | $\dfrac{\Delta_{R_2}}{R_2}$ | $R_2 \pm \Delta_{R_2}$ |

表5.8中 $\Delta_R$ 与 $\Delta_U$ 和 $\Delta_I$ 的关系如下,即

$$\frac{\Delta_R}{R} = \sqrt{\left(\frac{\Delta_U}{U}\right)^2 + \left(\frac{\Delta_I}{I}\right)^2}$$

式中, $\Delta_U$ 为电压表示值误差; $U$ 为电压测得的值; $\Delta_I$ 为电流表示值误差; $I$ 为电流测得的值。

数字式电表以最后显示位最大值的一半作为仪器的示值误差,如最后显示为 0.01 V,则仪器误差记作 0.05 V。由此可见,当电表读数尽可能接近满量程时,测量电阻的准确度高。

将 $U_1$, $I_1$ 与 $U_2$, $I_2$ 进行直接比较,可以确定电流表内接还是外接。本实验可以做进一步分析。

2. 电阻伏安特性测定

将实验测得数据填入表5.9中。

表5.9　电阻伏安特性数据表

| 测量序数 | 1 | 2 | 3 | 4 | 5 | 6 | 7 | 8 |
|---|---|---|---|---|---|---|---|---|
| $U/\text{V}$ | | | | | | | | |
| $I/\text{mA}$ | | | | | | | | |

数据处理要求如下:

(1)按表5.9的数据进行等精度作图(复习等精度作图规则)。以自变量 $U$ 为横坐标,因变量 $I$ 为纵坐标,根据等精度原则选取作图比例尺。

(2)从 $U-I$ 图上求电阻 $R$ 值。在 $U-I$ 图上选取两点 $A$ 和 $B$(不要与测量点数据相同,且尽可能相距远些,为什么?请思考),由

$$R = \frac{U_B - U_A}{I_B - I_A}$$

求出 $R$ 值。

3. 二极管正反向伏安特性曲线测定

将实验测得数据填入表5.10中。

表5.10 二极管伏安特性数据表

| 测量序数 | 1 | 2 | 3 | 4 | 5 | 6 | 7 | 8 |
|---|---|---|---|---|---|---|---|---|
| $U/\text{V}$ | | | | | | | | |
| $I/\text{mA}$ | | | | | | | | |

数据处理要求:按表5.10的数据进行等精度作图,画出二极管正向伏安特性曲线。

[思考题]

1. 电流表或电压表面板上的符号各代表什么意思?电表的准确度等级是怎样定义的?怎样确定电表读数的示值误差和读数的有效数字?

2. 实验接线的基本原则是什么?电学实验基本的操作规程是什么?

3. 滑线变阻器在电路中主要有几种基本接法?它们的功能分别是什么?在图5.39和图5.40所示的线路中滑线变阻器各起什么作用?在图5.39中,当滑动端 $C$ 移动至 $A$ 端或 $B$ 端时,电压表读数的变化与图5.40中滑动端 $C$ 移动至 $A$ 端或 $B$ 端时电压表读数的变化是否相同?

# 实验19 分压电路和制流电路的特性研究

[实验目的]

1. 了解分压电路和制流电路的作用。
2. 了解分压电路和制流电路的最佳使用条件。
3. 了解稳压电源和稳流电源的内阻特性。

[实验仪器]

实验仪器包括直流稳压电源1台、滑线变阻器1只、电阻箱3只、电压表1只、电流表1只、开关2个、导线若干。

[实验原理]

电磁测量中常常要求在一定范围内选取某一特定的电压或电流,而电源有时却只供给某一确定的输出电压。解决这个问题的最简单办法是给电源加上一个分压电路或制流电路,它们是把输出电压一定的电源扩展成电压或电流均可在一定范围内连续调节的供电电路。

1. 分压电路和制流电路的特性

(1)分压电路的特性

分压电路如图5.41所示,$E$ 为电源的电动势,电压源一般内阻很小,本实验采用的 WYJ62 型直流稳压电源其内阻小于 $0.5\ \Omega$。$R$ 为三端钮的滑线变阻器,总电阻值为 $R_0$,由它的活动端 $C$ 和一固定端提取不同的电压,因此也称为分压器,本实验为

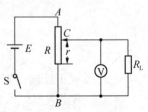

图5.41 分压电路

了测量准确改用两个电阻箱代替。$R_L$ 为负载,本实验也用电阻箱代替。$R_L$ 上分得的电压用电压表测量。电源电压全部加在固定端 $A$ 和 $B$ 间,当滑动端 $C$ 在 $A$ 与 $B$ 间滑动时,$B$ 和 $C$ 间的电压为 $U_{BC}$,由于 $r$ 的变化 $U_{BC}$ 随之产生连续变化,其大小由下式给出,即

$$U_{BC} = \frac{E \cdot \dfrac{rR_L}{r + R_L}}{(R - r) + \dfrac{rR_L}{r + R_L}} \tag{5.25}$$

因此可以把 $U_{BC}$ 看作是连续可调的供电电压,若后面接上负载 $R_L$,则从 $R_L$ 上可取得所需要的电压 $U_{BC}$。

分压电路上分得的电压有一定范围,$U_{BC}$ 只能从零调节到 $E$,而与滑线变阻器的总阻值 $R_0$ 无关。

（2）制流电路的特性

在某些情况下,负载元件上需要某种确定的电流,比如线圈中需产生某固定磁场,那么可采用图 5.42 所示的制流电路。电阻箱 $R_1$ 在此起扩大 $R$ 的阻值作用,为方便,在下面讨论中将 $R_1$ 阻值并入 $R$ 中计算。滑线变阻器 $R$ 称为限流电阻,其总电阻为 $R_0$。在负载 $R_L$ 和电源 $E$ 与限流电阻 $R$ 串联到电路中,调节 $R$ 上滑动端 $C$,其总电阻变为 $r$,电路中的电流 $I$ 随之改变,负载 $R_L$ 上便可得到所需的某电流,即

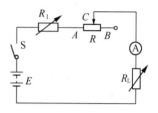

图 5.42　制流电路

$$I = \frac{E}{r + R_L} \tag{5.26}$$

其中,电源 $E$ 的内阻忽略。$I$ 的调节范围如下。

当 $r = R_0$ 时,电流最小,即

$$I_{min} = \frac{E}{R_0 + R_L}$$

当 $R = 0$ 时,电流最大,即

$$I_{max} = \frac{E}{R_L}$$

注意:要想得到最大电流 $I_{max}$,必须考虑电阻箱 $R_1$ 的额定功率,以免电流表被烧坏。

由于电流有一个变化范围,$R_1$ 上的电压也有一个变化范围:

当 $R = R_0$ 时有最小电压,即 $U_{BC} = \dfrac{E}{R_0 + R_L} \cdot R_L$;

当 $R = 0$ 时有最大电压,即 $U_{BC} = \dfrac{E}{R_L} \cdot R_L = E$。

所以实际上制流电路不仅能调制 $R_L$ 上的电流也能调制 $R_L$ 上的电压。与分压电路比较,制流电路调制电压的范围较小,最小只能达到 $\dfrac{E}{R_0 + R_L} \cdot R_L$,再不能调节到小于这个值的电压。但它比分压电路省了一条支路,如果使用同一个滑线变阻器,那么制流电路消耗的能量就会小些。所以在功率较大的场合下,采用制流电路来调制电压较为适当。

2. 分压电路的最佳使用条件

(1)电源的稳定度曲线

在实际测量中,负载常常要变化,但要求电源电压不随负载的改变而变化,也就是说,需要电压在负载改变时仍能保持稳定。一般理想的稳压电源就具有在输出电压确定后,尽管输出电流随负载在一定范围内变化,但电压却保持稳定的特性。如果绘制这种电源的 $E - R_L$ 曲线,那么这条曲线一定是与 $R_L$ 轴平行的直线,其斜率为零,即变化率 $\dfrac{\Delta U}{\Delta R_L} = 0$ 称为最佳稳定度。

如果把分压电路看成是电源的一部分,即图 5.41 中以 $B$ 和 $C$ 两点为界,其左边是可调的电源,右边是负载,这种电源的等效电路如图 5.43 所示。$E'$ 为等效电动势,$R_i'$ 为等效内阻,$R_L$ 仍为负载。等效电动势的定义是输出端 $B,C$ 两点在没有负载时的电压,即

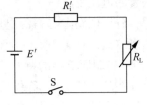

$$E' = \frac{E}{R_0} \cdot r \qquad (5.27)$$

**图 5.43　分压电路等效电路**

等效内阻的定义是从图 5.41 输出端 $B,C$ 向左边电源望去的总电阻,即

$$R_i' = \frac{r(R_0 - r)}{r + (R_0 - r)} = \frac{rR_0 - r^2}{R_0} \qquad (5.28)$$

从式(5.27)和式(5.28)可以看出,这个等效电源的等效电动势与等效内阻均与滑线变阻器的总电阻 $R_0$ 有关,所以 $R_0$ 是这种电源的重要参量。

既然把图 5.41 中 $B,C$ 左边看成电压源,由式(5.25)可以看出,其稳定度 $\dfrac{\Delta U_{BC}}{\Delta R_L} \neq 0$,在什么条件下稳定度最好,可用实验方法绘制 $U_{BC} - R_L$ 曲线加以考查。式(5.25)表示 $U_{BC}$ 既是 $R_L$ 的函数又是 $r$ 的函数,因此应取几个不同的 $r$ 值绘制几条相应的 $U_{BC} - R_L$ 曲线,再来考查每条曲线的平坦部分的 $R_L$ 和 $R_0$ 怎样配置时电源才能得到最佳稳定度。

(2)电源的线性度曲线

作为分压装置,尤其在电子仪器中广泛使用的是旋转式分压器,在调节 $r$ 时,很希望 $r$ 值的变化能线性地引起 $U_{BC}$ 的变化,这样容易调节和控制所需的电压值,因此有必要分析一下配置分压电路的电源的线性度问题。

从图 5.42 中看出,没有加负载 $R_L$ 时 $(R_L \to \infty)$,$U_{BC}$ 与 $r$ 是线性关系,一旦加上有限的负载 $R_L$,$U_{BC}$ 和 $r$ 就是式(5.25)所表示的非线性函数关系,而且负载不同,非线性程度也不同。

和稳定度曲线簇类似,因为 $U_{BC}$ 是 $r$ 的函数,又是 $R_L$ 的函数,我们也选取几个不同的 $R_L$ 值,绘制几条 $U_{BC} - r$ 曲线,观察 $U_{BC}$ 与 $r$ 具有线性关系所需的条件,从而考查 $R_L$ 和 $R_0$ 怎样配置,电源才可得到最佳线性度。

3. 制流电路的最佳使用条件

在测量中有时需要电源输出的电流 $I$ 不随负载 $R_L$ 变化而变化,理想的稳流电源就具有这一功能:在一定的电压范围内,不管负载怎样变化,输出电压可以随负载变化而输出电流却始终保持稳定不变,即变化率 $\dfrac{\Delta I}{\Delta R_L} = 0$。如果把制流电路也看成是可调节的电流源,则其

等效电源的等效电路仍为图 5.43,只不过等效内阻 $R_1'$ 和等效电动势 $E'$ 不同而已。

和分压电路等效电源一样,仍可用实验方法寻找电流 $I$ 随负载 $R_L$ 的变化情况,故改变 $R_L$ 测量 $I$,绘制 $I - R_L$ 曲线,从曲线上分析制流电路中 $R_0$ 和 $R_L$ 怎样配置,电源可得电流的最佳使用条件。

### [实验内容]

1. 图 5.41 中,$E$ 取 10 V,$R_0$ 取 600 Ω,为读数准确,用两个电阻箱代替滑线变阻器。改变 $r$ 为 $R_0/2$,$R_0/3$,绘制 $U_{BC}/E - R_L/R_0$ 稳定度曲线簇,其中每条曲线取 20 个实验点,在曲线曲率较大处密集取点,平坦处稀疏取点。$R_L$ 下限自己确定,上限取到曲线有一段平坦为止。

2. 图 5.41 中 $E$ 取 10 V,$R_0$ 取 600 Ω,$R_L$ 分别取 $1R_0$,$5R_0$,$10R_0$,绘制 $U_{BC}/E - r/R_0$ 线性度曲线簇,每条线取 10 个点,$U_{BC}/E$ 和 $r/R_0$ 均从零取到 1,使各条线首尾重合。

3. 图 5.42 中 $E$ 取 10 V,电阻箱的 $R$ 取 100 Ω,绘制制流电路等效电源 $I - \dfrac{R_L}{R}$ 电流稳定度曲线,$R_L$ 由零取到 5 Ω 共 20 个点。为使阻值读数准确,滑线变阻器 $R$ 可用电阻箱代替。

### [数据记录与数据处理]

同学们自行设计好数据记录表格。

### [思考题]

1. 在分压电路等效电源中,纵观你的实验结果判断一下 $R_L$ 与 $R_0$ 比值的范围为多少时,可以同时获得最佳稳定度和最佳线性度?

2. 请你从分压电路和制流电路的等效电源的稳定条件来判断出稳压电源和稳流电源的内阻理想值应为多少?

# 实验 20　电表的改装和校正

电流计(表头)允许通过微安量级的电流,一般只能测量很小的电流和电压,如果要用它来测量较大的电流或电压,就必须进行改装,以扩大其量限。经过改装后的微安表具有测量较大电流、电压和电阻等多种用途,若在表中配以整流电路将交流变为直流,则它还可以测量交流电压等有关量。

### [实验目的]

1. 掌握将微安表改装成较大量程电流表和电压表的原理和方法。
2. 了解欧姆计的测量原理和刻度方法。
3. 学会校正电流表和电压表的方法。

### [实验仪器]

实验仪器包括微安表、直流稳压电源、滑线变阻器、电阻器、电流表、电压表等。

[实验原理]

1. 改装微安表为电流表

用于改装的电流计(微安表)习惯上称为"表头"。使表针偏转到满刻度所需要的电流 $I_g$ 称为表头的量限,这个电流越小,表头的灵敏度就越高,表头内线圈的电阻 $R_g$ 称为表头的内阻。表头能够测量的电流是很小的,要将表头改成测量大电流的电表,就必须扩大它的量限。扩大量限的办法是在表头上并联一个分流电阻 $R_s$,如图 5.44 所示。这样就使被测电流大部分从分流电阻流过,而表头仍保持原来允许通过的最大电流 $I_g$。

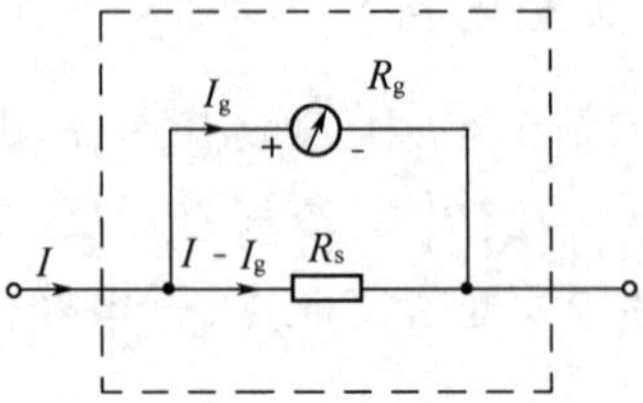

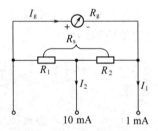

图 5.44　并联分流电阻改成电流表

设表头改装后的限流为 $I_g$,根据欧姆定律得到

$$(I - I_g)R_s = I_g R_g$$
$$R_s = I_g R_g / (I - I_g)$$

若 $I = nI_g$,则

$$R_s = R_g / (n - 1) \qquad (5.29)$$

可见,若将微安表的量限扩大 $n$ 倍,只需在该表头上并联一个电阻阻值为 $R_g / (n-1)$ 的分流电阻。

**例 5.1**　将量限为 $I_g = 100\ \mu A$,内阻 $R_g = 1\ 000\ \Omega$ 的表头改成 $I = 10\ mA$ 的毫安表,需并联一个多大的分流电阻?

**解**　由于 $n = \dfrac{I}{I_g} = \dfrac{10}{100 \times 10^{-3}} = 100$,因此

$$R_s = \frac{R_g}{n-1} = \frac{1\ 000}{100 - 1} \approx 10\ \Omega$$

在表头上并联阻值不同的分流电阻,便可制成多量限的电流表。由于实际的多量限电流表往往是在表头上同时串联、并联几个低电阻,因而各个电阻的计算也略有不同。图5.45是将 $I_g = 100\ \mu A$,$R_g = 1\ 000\ \Omega$ 的表头改装成具有两个量限($I_1 = 1\ mA$ 和 $I_2 = 10\ mA$)的电流表的实际线路,其分流电阻 $R_1$ 和 $R_2$ 可用下述方法求出。

图 5.45　两个量限的电流表
　　　　测量电路

先按最小电流量限 $I_1 = 1\ mA$ 计算出各分流电阻的总电阻值 $R_s$。

因 $n = \dfrac{I_1}{I_g} = 10$,由式(5.29)得

$$R_2 = \frac{1}{9} R_g \qquad (5.30)$$

再计算量限 $I_2 = 10\ mA$ 的分流电阻值 $R_1$。由图 5.45 可知

$$I_g(R_g + R_2) = (I_2 - I_g)R_1R_2 = R_s - R_1$$

注意到 $I_2 = 100I_g$,由上式解得

$$R_1 = R_g/90 \tag{5.31}$$

故

$$R_2 = R_s - R_1 = (1/9)R_g - (1/90)R_g = R_g/10 \tag{5.32}$$

将 $R_g = 1\,000\ \Omega$ 代入式(5.31)、式(5.32)和式(5.30),分别得到 $R_1 \approx 11.1\ \Omega$,$R_2 =$ $100\ \Omega$,$R_3 \approx 111.1\ \Omega$。

用电流表测量电流时,电流表应串联在被测电路中。为了测电路中的实际电流值,不致因为它接入电路而改变原电路中的电流大小,要求电流表应有较小的内阻。

2. 改装微安表为电压表

微安表虽然也可用来测量很低的电压,但是不能满足实际的需要。为了能测量较高的电压,可在微安表上串联一个附加电阻(也称分压电阻)$R_H$,如图 5.46 所示。这样就使被测电压大部分降落在串联的附加电阻上,而微安表上的电压降很小,仍保持原来的量值 $I_g R_g$。设微安表的量限为 $I_g$,内阻为 $R_g$,欲改成的电压表的量限为 U,由欧姆定律得

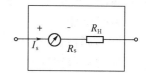

图 5.46　串联附加电阻改成电压表

$$I_g(R_g + R_H) = U$$

整理得

$$R_H = \frac{U}{I_g} - R_g \tag{5.33}$$

可见,要将量限为 $I_g$ 的微安表改成量限为 $U$ 的电压表,只需在表头上串联一个阻值为 $\left(\dfrac{U}{I_g} - R_s\right)$ 的附加电阻即可。例如,将量限为 $I_g = 100\ \mu A$,内阻为 $R_g = 1\,000\ \Omega$ 的表头改成 $U = 10\ V$ 的电压表,需串联的附加电阻为

$$R_H = \frac{U}{I_g} - R_g = \frac{10}{100 \times 10^{-6}} - 1\,000 = 99\,000\ \Omega$$

如果按式(5.33)算出不同的附加电阻,也可制成多量限的电压表。图 5.47 表示出两个量限的电压表的内部电路,其中图 5.47(a)为共附加电阻的电路,图 5.47(b)为单独配用附加电阻的电路。

用电压表测电压时,电压表总是并联在被测电路上,为了不致因并联电压表而改变电路的工作状况,要求电压表应有较高的内阻。

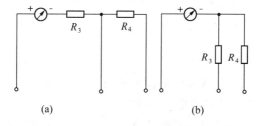

(a)　　　　　　　　　(b)

图 5.47　两个量限的电压表测量电路

(a)共附加电阻的电路;(b)单独配用附加电阻的电路

**[实验内容]**

1. 电流表的改装和校正

(1)根据实验室给定的表头(微安表)量限 $I_g$ 和内阻 $R_g$ 以及要改装成的电流表量限 $I$ 用式(5.29)算出所需并联的分流电阻 $R_s$ 的阻值。

(2)从实验室自制的分流电阻中选出合适的 $R$（或从电阻箱上取相应的电阻值），与表头并联组成电流表,将改装的电流表(毫安表)和标准电流表按图5.48接好线路。

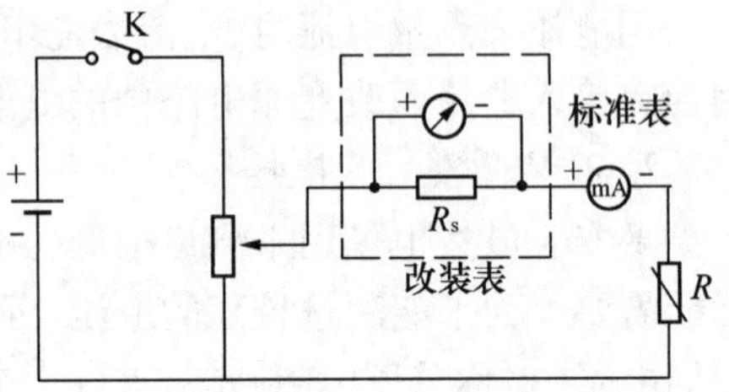

(3)经教师检查线路后,接通电源,调节电路中的电流,使改装表读数从零增加到满刻度,然后再减小到零;同时记下改装表和标准表相应电流读数,填入自拟的表格。

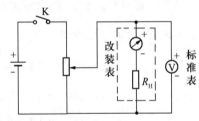

**图5.48　校正电流表的电路**

(4)以改装表的读数为横坐标,标准表的读数为纵坐标,在坐标纸上作图。

2. 电压表的改装和校正

(1)根据表头的量限 $I_g$ 和内阻 $R_g$ 以及需要改装成的电压表量限 $U$,用公式(5.33)算出串联电阻 $R_H$ 的阻值。

(2)从实验室预先准备的金属膜电阻中选出符合计算 $R_H$ 的电阻(或从电阻箱上取相应的电阻值),将它与表头串联组成电压表,将改装的电压表与标准电压表按图5.49接好线路。

(3)接上电源,调节滑线变阻器的滑动头,使电压读数从零调到满刻度,然后再减小到零;同时记下改装表和标准表相应的电压读数,填入自拟的表格。

**图5.49　校正电压表的电路**

(4)以改装表的读数为横坐标,标准表的读数为纵坐标,在坐标纸上作出电压表的校正曲线。

**[注意事项]**

校正电流表和电压表时,都应使改装表取整数读数,直至指针偏到满刻度为止。

**[思考题]**

1. 校正电流表时,如果发现改装表的读数相对于标准表的读数都偏高,试问要达到标准表的数值,此时改装表的分流电阻应调大还是调小,为什么?

2. 校正电压表时,如果发现改装表的读数相对于标准表的读数都偏低,试问要达到标准表的数值,此时改装表的分压电阻应调大还是调小,为什么?

## 实验 21　偶极子电场的研究

［**实验目的**］

1. 用模拟方法测绘偶极子电场的等势线和电力线。
2. 通过模拟心电波了解心电图的产生过程。

［**实验仪器**］

实验仪器包括偶极子电场测绘板、稳压电源、电池组、检流器、探针、点状电极、导电纸、示波器。

［**实验原理**］

1. 模拟电场

带电导体在空间形成的静电场一般很难直接测绘,因为所用探针会产生感应电荷使电场畸变。另外,静电场中没有电流,不能使用磁电式电表,所以测绘静电场往往采用模拟方法。实验中,在不良导体——导电纸上设置两个针状电极,加上电源,就产生了一个稳定的偶极子电流场,该电流场与真空中电偶极子所产生的静电场结构相同,如图 5.50 所示。因为导电纸上任一体积元,在通电时单位时间内流进的与流出的电荷相同,所以没有静电荷存在。该电流场也是仅由电极上电荷产生的,所不同的只是电极上的电荷一边流失一边由电流随时补充,在动态平衡的情况下,保持电荷的数量不变,所以两种电场的分布是相同的,而电流场容易测定。

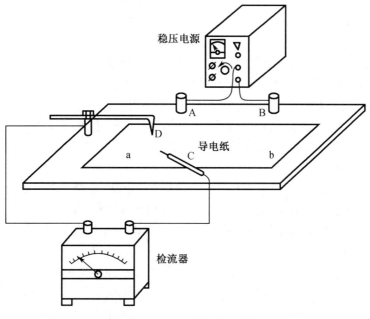

**图 5.50　偶极子电场实验装置**

测绘电场时,因为直接测定电场强度较困难,因此往往先测定等势线,再根据等势线与电力线正交的原理绘出电力线,从而了解静电场的分布。

等势线的测量方法是在电场中设置两只探针 C 和 D(图 5.50),中间串接一检流计。实验时移动探针 C 进行探测,如检流计中无电流通过,则两探针电势相等。根据这一原理可测出某一固定点的许多等势点,然后将它们连成等势线。

2. 模拟心电波

心电是由兴奋心肌产生的。一系列心肌细胞在兴奋过程中,产生一系列瞬变的小电偶,这些小电偶的电偶极矩的矢量和,在医学上叫作心电向量。心电向量的大小、方向和位置在心动过程中做有规律地变化,如将各瞬间心电向量的末端合在一点,连接各向量端的轨迹称为心电向量环。心脏可看作一个大电偶叫作心脏偶极子。由于人体是导体,心脏偶极子电场能传到体表,因此,人体表面各点有一定的电势。用心电图机测得体表某两点之间电势差随时间变化的曲线叫作心电图。

我们知道,两针状电极加上电源能模拟电偶极子,如果将一电极固定,另一电极沿一定轨迹移动,那么就可以模拟心电向量。它的大小和方向按一定规律时刻变化着,因此,电场中某两固定点间的电势差也时刻变化着。用示波器观察电势差随时间而变化的波形,可模拟心电波的波形。

## [实验内容]

1. 电偶极子电场的描绘

(1)先在导电纸上通过两圆孔的圆心(相距 10 cm 做一直线并将此直线过隔 1 cm 标出 $A_1,A_2,\cdots,A_{10}$ 10 个标记,然后装到测绘板上。注意电极旋钮 a 和 b 必须旋紧(但不必太紧,以免损坏导电纸)。

(2)稳压电源接至旋钮 A、旋钮 B,并将输出电压调至 10 V,由于测绘板背后的导线分别是 a 和 A 连接及 b 和 B 连接,这样电极 a、电极 b 之间就有 10 V 电势差。

(3)将探针 D 先固定于 $A_1$ 点处,用探针 C 在 $A_1$ 点附近纸面上移动,如检流计不偏转,则这时探针 C 的位置就是 $A_1$ 点的等势点。然后,将探针轻轻按一下,在纸上留下一个清楚可辨的凹痕,以后再用同样的方法在 $A_1$ 点上下两侧测出一系列等势点(每侧 6~8 个等势点)。

(4)将探针 D 分别固定于 $A_2,A_3,\cdots,A_6$ 处,分别测出它们的等势点。

(5)断开电源,取下导电纸,在纸的反面,根据测得的针迹,画出偶极子电场的等势线。根据等势线与电力线正交的原理画出其电场的电力线。

2. 模拟心电波

(1)按图 5.51 连接电路。两探针 C,D 之间接上干电池,模拟心脏偶极子,将旋钮 A、旋钮 B 接至示波器 Y 轴直流输入端,可观察 a,b 两点电势的变化情况。

(2)在输入信号之前,将示波器扫锚范围拨至"0.05~0.3"挡,再调节有关旋钮使荧光屏中央显示清晰的扫描光点。

(3)将探针 D 先固定于 a 点、b 点连线中点,将探针 C 以一定的速度沿着模拟心电向量环顺时针移动(先绕向量环 1 一周,接着绕向量环 2 一周回到原点上,再绕向量环 3 一周),观察 a,b 两点之间电势差变化的波形,光点扫描一次,探针移动一遍,如此重复,只要掌握好移动的速度,便可模拟出类似的心电波的波形。将最满意的波形描绘于实验报告纸上。

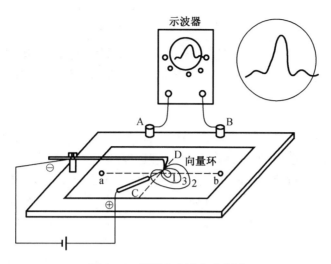

**图5.51　模拟心电波实验装置**

**[注意事项]**

1. 稳压电源在实验时应先接好连线再开电源,在实验告一段落时,应先断开电源,再拆线,防止电源短路。

2. 由于导电纸的边界多件的限制,边上等势线可能严重失真而不对称,固边缘部分可不测绘。

**[思考题]**

1. 为什么能通过电流场间接测绘静电场?

2. 检流时电流计指针开始时是否一定要指在零?怎样才能正确判断检流计两极真正等势?

3. 是否能在实验所测得的等势线和电力线中,看出各部分电场的分布并估算各部分电场强度值?

4. 实验中如电源电压有所波动,是否影响测绘结果?

5. 什么叫电偶极子?电偶极子电场的电势有什么特点?

6. 何谓心电向量?心电图波形与心电向量有什么关系?

# 实验22　生物电阻抗特性研究

**[实验目的]**

1. 了解人体阻抗概念及人体阻抗的等效电路。

2. 测量人体阻抗的频率特性。

[实验仪器]

实验仪器包括直流稳压电源、信号发生器(频率可调,低频交流电,输出电压固定为 40 mV)、数字万用电表、交流毫伏表(1 mV ~ 300 V)、导电电极、标准电阻(10 kΩ)、阻抗测试盒等

[实验原理]

生物电现象是一切生物机体普遍存在的现象。人体的每一个活动,都伴随着电现象,如神经传导、肌肉兴奋、心脏跳动和大脑活动等生理过程,都会产生相应的电变化。另一方面,所有组织对电流的作用都有很高的敏锐性,这说明电流现象与生命状态的密切关系。生理机能发生改变时,就会发生相应的电变化。现代医学已广泛利用心电图、脑电图、肌电图、网膜电图以及皮肤电图等记录有关生物电变化的信息,作为判断各组织活动的生理和病理状态的重要指标。

生物电现象是生命活动的重要过程之一,该过程必然涉及电阻抗。人体阻抗所携带的丰富的生理和病理信息可以对人体组织的器官进行无损伤的功能评价,有利于相关疾病的普查、预防和早期治疗。本实验可以在理论上了解人体阻抗产生的原因及其产生的物理机制,同时在实验中测量人体阻抗的频率特性。

人体是由各种组织构成的非常复杂的导体,体表有一层导电性最差的皮肤,体内导电性较强的体液和具有不同导电性的各种组织。人体阻抗是皮肤阻抗和其他组织阻抗的综合结果,皮肤阻抗远远大于其他组织阻抗,人体阻抗电阻率如表 5.11 所示。有实验可知,人体阻抗具有容性阻抗的特点。由于人体的复杂性,可以用模拟的方法来解释人体容性阻抗的这一特点。

表 5.11　人体阻抗电阻率　　　　　　单位:$\Omega/cm^2$

| 名称 | 电流 | | |
|---|---|---|---|
| | 直流电 | 交流电 | 高频交流 |
| 肝 | 8 000 | 1 600 | 230 |
| 肌肉 | 9 000 | 1 500 | 255 |
| 皮肤(干) | 4 000 000 | 300 000 | 435 |
| 皮肤(湿) | 380 000 | 250 000 | 435 |
| 脂肪 | 108 000 | 3 250 | 2 700 |
| 胫骨 | 22 500 | 15 400 | 12 300 |
| 脑 | 10 700 | 2 170 | 603 |

1. 皮肤阻抗

皮肤的最外层是表皮,包括角质层,其中有汗腺孔,下面是真皮及皮下组织,其中有大量血管。由于真皮及皮下组织导电性较好,可模拟为纯电阻。皮肤的阻抗大小主要取决于角质层,角质层相当于一层很薄的绝缘膜,类似于电容器的中间介质,真皮和电极片类似于电容器的两极板(图 5.52)。由于汗腺孔里有少量离子通过,所以我们把表皮模拟为漏了电的

电容器,看成纯电容 $C'$ 和纯电阻 $R'$ 的并联,其表皮阻抗为

$$Z = \frac{R'}{\sqrt{1 + (\omega R'C')^2}} = \frac{1}{\sqrt{\dfrac{1}{R'^2} + (2\pi fC')^2}}$$

而表皮下面的真皮和皮下组织电阻不太高,电性能象纯电阻 $R$,所以皮肤电阻抗模拟等效电路如图 5.53 所示。

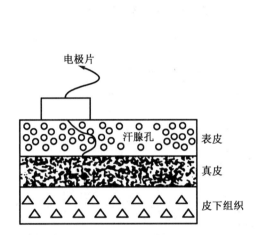

图 5.52　表皮阻抗

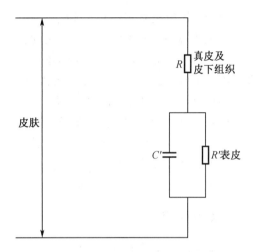

图 5.53　皮肤电阻抗模拟等效电路

由以上分析可以看出,影响皮肤阻抗的因素主要如下。

(1)皮肤的干湿程度

当皮肤潮湿时,汗腺孔里的水分增多,导电性能增强,使 $R$ 减小,从而导致皮肤阻抗下降;相反,皮肤干燥时,汗腺孔里的水分减少,导电性能减弱,使 $R$ 增大,从而导致皮肤阻抗增大。

(2)电流的频率

由皮肤阻抗公式可知,皮肤阻抗和电流的频率成反比。当直流和低频交流电通过皮肤时,由于电流频率 $f$ 较小,因此皮肤阻抗较大;当高频交流电通过皮肤时,由于电流频率 $f$ 较大,因此皮肤阻抗较小。因此通过理论分析可表明,皮肤阻抗随交流电频率的增大而减小。如图 5.54 所示给出了皮肤阻抗与交流电频率的关系曲线。

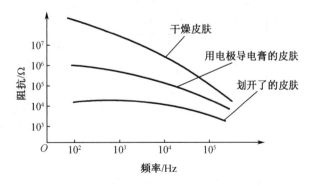

图 5.54　皮肤阻抗与交流电频率的关系曲线

总之,人体阻抗是皮肤阻抗和皮下其他组织阻抗之和,是大小不同的电阻和电容的复杂组合。生物膜的等效电路如图 5.55 所示。

2. 其他组织阻抗

电流通过皮肤后,进入到深部组织,其阻抗远远小于皮肤阻抗,其导电性取决于组成成分。体内有各种生物膜(如细胞膜),生物膜把两种导电性很好的溶液分隔开,膜对某些离

子易渗透,对另一些离子不易渗透,因而可把生物膜视为漏电电容,其阻抗为膜电容和膜电阻的并联阻抗。细胞间质导电性强,可模拟为纯电阻。由此可把深部组织模拟为如图5.56所示的电阻和电容的串并联组合。

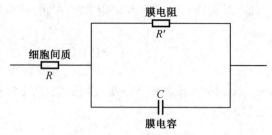

图 5.55　生物膜的等效电路

影响人体阻抗除了电流的频率和皮肤的干湿程度外,性别、年龄、皮肤的血液循环状态、病理过程、神经系统的活动都对皮肤阻抗有影响。实际测量的人体阻抗还包括电极与皮肤的接触电阻。电极与皮肤接触的松紧、接触的面积大小、接触面的清洁程度以及电极与皮肤之间有无导电膏等都直接影响接触电阻,实际测量时要尽可能减少接触电阻。

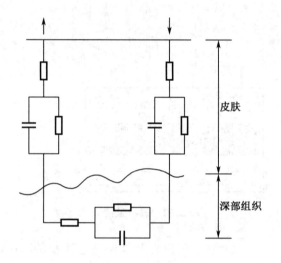

图 5.56　机体的等效电路

### [实验内容]

1. 测量人体手臂的直流阻抗

实验装置如图5.57所示,先用消毒酒精清洗皮肤表面,然后用电极夹住蘸有36% NaCl溶液的纱布,固定在手臂上,如图5.57所示。电源用直流稳压电源,使其输出电压为5 V,标准电阻 $R_1 = 1.0 \times 10^4$ Ω。如图5.57所示接通电路,待电路稳定3 min之后即可测量。

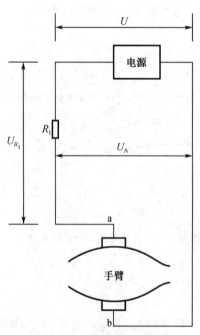

图 5.57　实验装置示意图

从实验装置可以看出,电阻 $R_1$ 和待测手臂串联在电路中,因此由欧姆定律可知

$$I = \frac{U_{R_1}}{R_1} = \frac{U_A}{Z_1}$$

式中,$I$ 为串联电路中的电流;$U_{R_1}$ 为电阻 $R_1$ 两端的电压;$U_A$ 为手臂两端的电压;$Z_1$ 为人体手臂的直流阻抗。由上式可得人体手臂的直流阻抗的表达式为

$$Z_1 = \frac{U_A}{U_{R_1}} R_1$$

因此用万用表分别测出 $U_{R_1}$ 及 $U_A$,带入上式即可计算出人体手臂的直流阻抗的大小。重复六次,计算出人体手臂的直流阻抗的平均值。

2. 测量人体手臂交流阻抗

把直流电源换成低频信号发生器,先将信号发生器的输出衰减放在 40 dB,并把输出细调逆时针调到底,打开电源开关,预热 3 min 以上。用标准电阻 $R_1 = 1.0 \times 10^4 \ \Omega$,接通电路再逐渐增大信号发生器的输出使之为 40 mV,改变信号发生器的频率,并保持输出电压不变,分别用毫伏表测出 $U_A$ 和 $U_{R_1}$,根据公式计算出不同频率时手臂的交流阻抗,做出 $Z_1 \sim \lg f$ 曲线,并根据变化规律说明人体阻抗的频率特性。

3. 研究影响人体电阻抗的因素

人体阻抗不仅与人的性别、年龄有关,还与人的心理状态有明显的关系。心情紧张时,难以测出手臂两端的电压,也就无法按实验电路得到阻抗。

皮肤阻抗是人体总阻抗的主要部分。它是经常变化很大的非线性电阻。引起这种阻抗变化的原因,不仅是随电流增加而下降,而且还与电压高低、通电时间的长短、皮肤的湿度和温度、皮肤表面形状和接触状态、男女老幼以及健康状况等有关。从事体力劳动者硬茧手的阻抗约为 10 kΩ,而细腻皮肤的阻抗约为 1 kΩ。如果皮肤有割伤、擦伤,潮湿等现象,则将引起皮肤阻抗大大降低。如果人体处在温度较大的浴室、冷冻室的环境中,手、脚为导电溶液浸湿时,则皮肤表面角质层的阻抗可降到忽略不计的程度。温度的影响和湿度同样重要,甚至快速呼吸也会改变阻抗。皮肤阻抗值随接触面积、湿度和呼吸等的变化而急剧变化,由此影响到人体总阻抗的较大变化。例如,用一般的水润湿接触表面所测得的人体总阻抗值要比干燥条件下测得的值低 10% ~ 25%。如用导电溶液食盐水溶液(似海水)润湿接触表面,则总阻抗将显著降低,其值大约为干燥条件下的一半。

设计至少三种影响人体阻抗的因素,如电极、温度、湿度、电极与皮肤间导电介质等,研究这些因素对人体阻抗的影响。

要求应用已有设备设计实验方案、实验装置、测量的实验参数,并根据实验数据分析得出相应的实验结果,并做出合理的讨论。

[注意事项]

1. 不要随意改变电源输出电压,更不能把市电直接接入人体;

2. 不要在手臂上有伤口的地方做实验。

[思考题]

1. 为什么潮湿的手比干燥的手更容易触电?为什么划开的皮肤更容易触电?

2. 为什么要在电极与皮肤接触处上浸有 NaCl 溶液的纱布?

# 第6章 光学实验

## 实验23 薄透镜焦距的测定

透镜是光学仪器中最基本的元件,反映透镜特性的一个重要参数是焦距。由于使用目的和条件的不同,需要选择不同焦距的透镜或透镜组,为了在实验中能正确选用透镜,必须学会测定透镜的焦距。常用的测定透镜焦距的方法有自准法和物距像距法。对于凸透镜还可以用位移法(共轭法)进行测定。

光具座是光学实验中的一种常用设备。光具座结构的主体是一个平直的导轨,另外还有多个可以在导轨上移动的滑块支架。可根据不同实验的要求,将光源、各种光学部件装在夹具架上进行实验。在光具座上可进行多种实验,如焦距的测定,显微镜、望远镜的组装及其放大率的测定、幻灯机的组装等,还可进行单缝衍射、双棱镜干涉、阿贝成像与空间滤波等实验。

进行各种光学实验时,首先应正确调好光路。正确调节光路对实验成败起着关键的作用,学会光路的调节技术是光学实验的基本功。

### [实验目的]

1. 学习测量薄透镜焦距的几种方法。
2. 掌握透镜成像原理,观察薄凸透镜成像的几种主要情况。
3. 掌握简单光路的分析和调整方法。

### [实验仪器]

实验仪器包括光具座(全套)、照明灯、凸透镜、凹透镜、平面反射镜、物屏、白屏等。

### [实验原理]

1. 薄透镜成像公式

由两个共轴折射曲面构成的光学系统称为透镜。透镜的两个折射曲面在其光轴上的间隔(即厚度)与透镜的焦距相比可忽略的透镜称为薄透镜。透镜可分为凸透镜和凹透镜两类。凸透镜具有使光线会聚的作用,即当一束平行于透镜主光轴的光线通过透镜后,将会聚于主光轴上的一点,此会聚点 $F$ 称为该透镜的焦点,透镜光心 $O$ 到焦点 $F$ 的距离称为焦距 $f$,如图 6.1(a)所示。凹透镜具有使光束发散的作用,即当一束平行于透镜主光轴的光线通过透镜后将偏离主光轴成发散光束,发散光线的延长线与主光轴的交点 $F$ 为该透镜的焦点,如图6.1(b)所示。

近轴光线是指通过透镜中心部分与主轴夹角很小的那一部分光线。在近轴光线条件下,薄透镜成像的规律可表示为

$$\frac{1}{u} + \frac{1}{v} = \frac{1}{f} \qquad (6.1)$$

式中,$u$ 为物距;$v$ 为像距;$f$ 为透镜的焦
距。$u,v$ 和 $f$ 均从透镜光心 $O$ 点算起。物
距 $u$ 恒取正值,像距 $v$ 的正负由像的虚实
来决定。当像为实像时,$v$ 的值为正;当像
为虚像时,$v$ 的值为负。对于凸透镜,$f$ 取
正值;对于凹透镜,$f$ 取负值。

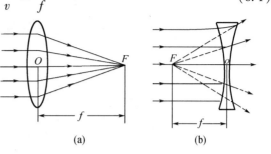

图 6.1 透镜焦距

由式(6.1)可知,如果一个薄透镜的
焦距已知,其成像性质就是确定的,就能
根据不同物距与物的大小求出像距和像的大小。反之,对于一个未知焦距的透镜,也可以根
据它的物像关系,或选用特殊的物距、像距,利用式(6.1)把焦距计算出来。

必须注意,薄透镜成像公式只有在近轴光线的条件下才能成立。为了满足这一条件,应
选用一小物体,并把它的中点调到透镜的主光轴上,或在透镜前适当位置上加一光阑以挡住
边缘光线,使入射到透镜的光线与主光轴夹角很小。对于由几个透镜等元件组成的光路,应
使各光学元件的主光轴重合,才能满足近轴光线的要求。各光学元件主光轴的重合及使其
平行于光具座的导轨,称为"同轴等高"。"同轴等高"的调节是光学实验中必不可少的步
骤,在今后的光学实验中均应注意满足此要求。

2. 凸透镜焦距的测量原理

(1)自准法

如图 6.2 所示,当物体处在凸透镜的焦平面
上时,物体上各点发出的光线经过透镜折射后成
为平行光,如果在透镜 L 的像方向用一个与主光
轴垂直的平面镜代替像屏,平面镜将此平行光反
射回去,反射光再次通过透镜后仍会聚于透镜的
焦平面上,其会聚点将在物体各点相对于光轴的
对称位置上。此时物与透镜之间的距离即为该
透镜的焦距 $f$。这种测量透镜焦距的方法称为自
准法,能比较迅速、直接测得焦距的数值。自准法
也是光学仪器调节中常用的重要方法,在今后的光
学实验(如"分光计的调整")中应注意运用此法。

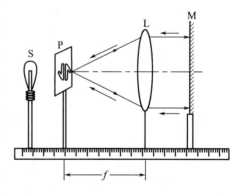

图 6.2 自准法

(2)物距像距法

根据式(6.1),只要测出物距 $u$ 和像距 $v$,即可求出透镜的焦距。

(3)位移法(共轭法)

如图 6.3 所示,使物屏与像屏之间的距离 $L$ 大于 $4f$,沿光轴方向移动透镜,当其光心位
于 $O_1$ 和 $O_2$ 位置时,在像屏上将分别获得一个放大的和一个缩小的像,设 $O_1$ 和 $O_2$ 之间的距
离为 $e$,根据式(6.1),在 $O_1$ 处有

$$\frac{1}{u} + \frac{1}{L-u} = \frac{1}{f} \qquad (6.2)$$

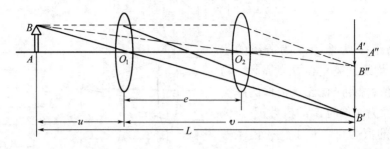

图 6.3  位移法

在 $O_2$ 处有

$$\frac{1}{u+e} + \frac{1}{v-e} = \frac{1}{f} \tag{6.3}$$

因为 $v = L - u$，故可解得

$$u = \frac{L-e}{2} \tag{6.4}$$

$$v = \frac{L+e}{2} \tag{6.5}$$

将式(6.4)、式(6.5)代入式(6.1)得

$$\frac{2}{L-e} + \frac{2}{L+e} = \frac{1}{f}$$

$$f = \frac{L^2 - e^2}{4L} \tag{6.6}$$

采用此方法应注意 $L$ 不可取得太大，否则，缩小像过小而不易准确判断成像位置。

**3. 凹透镜焦距的测量原理**

（1）物距像距法

如图 6.4 所示，物点 $A$ 发出的光线经过凸透镜 $L_1$ 之后会聚于像点 $B$。将一个焦距为 $f$ 的凹透镜 $L_2$ 置于 $L_1$ 与 $B$ 之间，然后调整 $L_2$ 与 $L_1$ 的间距，由于凹透镜具有发散作用，像点将移到 $B'$ 点。根据光线传播的可逆性原理，如果将物置于 $B'$ 点处，则由物点发出的光线经透镜 $L_2$ 折射后所成的虚像将落在 $B$ 点。

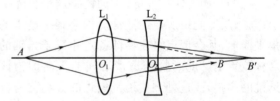

图 6.4  物距像距法

令 $\overline{O_2 B'} = u$，$\overline{O_2 B} = v$，又考虑到凹透镜的 $f$ 和 $v$ 均为负值，由式(6.1)可得

$$\frac{1}{u} - \frac{1}{v} = -\frac{1}{f}$$

$$f = \frac{uv}{u-v} \tag{6.7}$$

（2）自准法

如图 6.5 所示，将物点 $A$ 置于凸透镜 $L_1$ 的主光轴上，测出其成像位置 $B$。将待测凹透

镜 $L_2$ 和一个平面反射镜 M 置于 $L_1$ 和 B 之间。移动 $L_2$,使由 M 反射回去的光线经 $L_2$ 与 $L_1$ 后,仍成像于 A 点。此时,从凹透镜到平面镜上的光将是一束平行光,B 点就是由 M 反射回去的平行光束的虚像点,也就是 $L_2$ 的焦点。测出 $L_2$ 的位置,间距 $\overline{O_2B}$ 就是待测凹透镜的焦距。

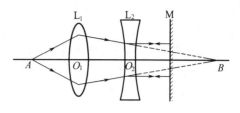

图 6.5 自准法

**[实验内容]**

1. 光学元件同轴等高的调节

由于应用薄透镜成像公式,必须满足近轴光线条件,因此应使各光学元件的主光轴重合,而且应使该光轴与光具座导轨平行。这一调节称为"同轴等高"调节。调节方法如下。

(1)粗调

将透镜、物屏、像屏等安置在光具座上并将它们靠拢,调节高低、左右,使光源、物屏、像屏与透镜的中心大致在一条和导轨平行的直线上,并使各元件的平面互相平行且垂直于导轨。

(2)细调

主要依靠成像规律进行调节,本实验利用透镜成像的共轭原理进行调节。如图 6.3 所示,当 $L > 4f$ 时,移动透镜,在像屏上分别获得放大和缩小的像。一般调节的方法是成小像时,调节光屏位置,使 $B''$ 与屏中心重合;而在成大像时,则调节透镜的高低或左右,使 $B'$ 位于光屏中心,使经过透镜后两次成像时像的中心重合,依次反复调节,系统即达到同轴等高。

2. 凸透镜焦距的测定

(1)自准法

将照明灯 S、带箭矢的物屏 P、凸透镜 L、平面镜 M 按图 6.2 所示依次安置在光具座上,按粗调的方法将各元件基本调整为同轴等高。改变凸透镜至物屏的距离,直至物屏上箭矢附近出现一个清晰的倒置像为止。调节凸透镜的高低、左右位置,观察像位置的变化,若倒像与物(箭矢)大小相等完全重合且图像清晰,则表明透镜中心与物中心已处于同轴等高的位置。记下屏 P 与透镜 L 所在位置,其间距即为凸透镜 L 的焦距。重复测量三次,求出平均值 $f$ 及其误差,正确表示测量结果,记入表 6.1。

在实际测量时,由于对成像清晰程度的判断不准确,可导致测量值产生一定的误差。为了减小误差,常采用左右逼近法读数,即先使透镜由左向右移动,当像刚清晰时停止,记下透镜位置的读数;再使透镜自右向左移动,在像清晰时又得一读数,取这两次读数的平均值作为成像清晰时凸透镜的位置。

(2)观察凸透镜成像规律并用物距像距法测凸透镜焦距

①依次使物距 $u < f, u = 2f, u > 2f$ 或 $\mu$ 处于 $f < u < 2f$ 范围,观察成像的位置及像的特点(大小、正倒、虚实),记入表 6.2 中,并画出相应的光路图。总结物距变化时相应的像距变化规律。根据放大镜、幻灯机、照相机的成像原理,说明各应使用哪一种光路。

②使物距约等于 $2f$,用左右逼近法测出相应的成像位置,按式(6.1)计算透镜焦距 $f$,重复测量三次,求出平均值及其误差,正确表示测量结果。

(3)位移法

按图 6.3 将被光源照明的物屏、透镜、像屏放置在光具座上,调成同轴等高。取物屏与

像屏之间的距离 $4f < L$；移动透镜，当像屏上分别出现清晰的放大像和缩小像时，也用左右逼近的方法，记录透镜位置 $O_1$，$O_2$ 的左右读数值，测出 $O_1$ 和 $O_2$ 的距离 $e$，重复测量三次，记入表 6.3 中，根据式(6.6)分别计算出对应于每一组 $L$ 和 $e$ 的焦距 $f$，然后求出焦距的平均值和误差，正确表示测量结果。

3. 凹透镜焦距的测定

参阅凹透镜焦距的测量原理，自己拟定具体步骤、表格。

（1）物距像距法（必做内容）。

（2）自准法（选做内容）。

## [数据记录与数据处理]

表 6.1　自准法测凸透镜焦距

| 测量次数 | 透镜位置读数/cm | | | $f$ /cm | $u_f$ /cm |
|---|---|---|---|---|---|
| | 左 | 右 | 平均 | | |
| 1 | | | | | |
| 2 | | | | | |
| 3 | | | | | |
| 平均值/cm | — | — | — | $f = \bar{f}$ | $u_f =$ |

物屏位置读数：_____ cm；

$f = \bar{f} \pm u_f =$ _____ cm。

表 6.2　观察凸透镜焦距

| 物的位置 | 成像范围 | 像的特点 | 光路图 | 用途 |
|---|---|---|---|---|
| $2f < u$ | | | | |
| $u = 2f$ | | | | |
| $f < u < 2f$ | | | | |
| $u < f$ | | | | |

表 6.3　位移法测焦距

| 测量次数 | 透镜位置读数/cm | | | | | | $f$ /cm | $u_{fi}$ /cm |
|---|---|---|---|---|---|---|---|---|
| | $O_1$ 位置 | | | $O_2$ 位置 | | | | |
| | 左 | 右 | 平均 | 左 | 右 | 平均 | | |
| 1 | | | | | | | | |
| 2 | | | | | | | | |
| 3 | | | | | | | | |

物屏位置读数：_____ cm；

像屏位置读数：_____ cm；

$f = \bar{f} \pm u_f =$ _____ cm。

**[思考题]**

1. 在光学实验中,对光学系统各部件为什么要进行同轴等高调节,如何判断光学系统各部件已满足同轴等高要求?

2. 自准法测凹透镜焦距的实验光路有何特点?

3. 用位移法调节同轴等高时,如果放大像中心在上,缩小像中心在下,此时物的位置是偏上还是偏下? 请画光路图,并加以分析。

4. 试说明用位移法测凸透镜焦距时,为什么要选取物屏与像屏的间距 $L > 4f$ ?

# 实验 24　用分光计测棱镜的顶角和折射率

光线在传播过程中,遇到不同媒质的分界面(如平面镜、三棱镜和光栅的光学表面)时,就要发生反射和折射,光线将改变传播的方向,结果在入射光与反射光或折射光之间就有一定的夹角。反射定律、折射定律等正是这些角度之间的关系的定量表述。一些光学量,如折射率、光波波长等,也可通过测量有关角度来确定。因而精确地测量角度,在光学实验中显得尤为重要。

分光计(光学测角仪)是用来精确地测量入射光和出射光之间偏转角度的一种仪器。用它可以测量折射率、色散本领、光波波长、光栅常数等物理量。分光计的结构复杂,装置精密,调节要求也比较高,对初学者来说会有一定的难度。但是只要了解其基本结构和测量光路,严格按调节要求和步骤仔细地调节,也不难调好。分光计的结构又是其他许多光学仪器(如摄谱仪、单色仪、分光光度计等)的基础。学习分光计的调节原理,为使用更复杂的光学仪器的调节打下基础。

**[实验目的]**

1. 了解分光计的结构和各部分的作用,学会分光计的调整和使用方法。

2. 学会用最小偏向角法测定棱镜材料的折射率。

**[实验仪器]**

实验仪器包括分光计、光源(钠光灯或汞灯)、双面平面镜、三棱镜。

**[实验原理]**

1. 分光计的结构

分光计主要由底座、平行光管、望远镜、载物台和读数圆盘五部分组成,外形如图 6.6 所示。

(1)底座

中心有一竖轴,望远镜和读数圆盘可绕该轴转动,该轴也称为仪器的公共轴或主轴。

(2)平行光管

平行光管是产生平行光的装置,管的一端装一会聚透镜,另一端是带有狭缝的圆筒,狭缝宽度可以根据需要调节。

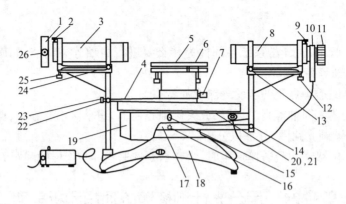

图 6.6　分光计外形图

1—狭缝装置;2—狭缝装置锁紧螺钉;3—平行光管;4—制动架(二);5—载物台;6—载物台调节螺钉(3 只);7—载物台锁紧螺钉;8—望远镜;9—目镜锁紧螺钉;10—阿贝式自准直目镜;11—目镜调节手轮;12—望远镜仰角调节螺钉;13—望远镜水平调节螺钉;14—望远镜微调螺钉;15—转座与刻度盘制动螺钉;16—望远镜止动螺钉;17—制动架(一);18—底座;19—转座;20—读数圆盘;21—游标盘;22—游标盘微调螺钉;23—游标盘止动螺钉;24—平行光管水平调节螺钉;25—平行光管仰角调节螺钉;26—狭缝宽度调节手轮

（3）望远镜

观测用,由目镜系统和物镜组成,为了调节和测量,物镜和目镜之间还装有分划板,它们分别置于内管、外管和中管内,三个管彼此可以相互移动,也可以用螺钉固定。如图 6.7 所示,在中管的分划板下方紧贴一块 45°全反射小棱镜,棱镜与分划板的粘贴部分涂成黑色,仅留一个绿色的小十字窗口。光线从小棱镜的另一直角边入射,从 45°反射面反射到分划板上,透光部分便形成一个在分划板上的明亮的十字窗。

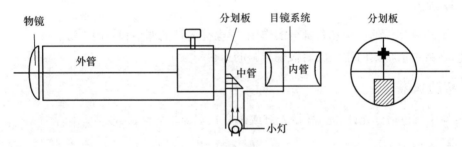

图 6.7　望远镜结构

（4）载物台

载物台用于放平面镜、棱镜等光学元件用。台面下三个螺钉可调节台面的倾斜角度,平台的高度可旋松螺钉 7 升降,调到合适位置再锁紧螺钉。

（5）读数圆盘

读数圆盘是读数装置。由可绕仪器公共轴转动的刻度盘和游标盘组成。度盘上刻有 720 等分刻线,格值为 30 分。在游标盘对称方向设有两个角游标。这是因为,读数时要读出两个游标处的读数值,然后取平均值,这样可消除刻度盘和游标盘的圆心与仪器主轴的轴心不重合所引起的偏心误差。

　　读数方法与游标卡尺相似,这里读出的是角度。读数时,以角游标零线为准,读出刻度盘上的度值,再找游标上与刻度盘上刚好重合的刻线为所求之分值。如果游标零线落在半刻度线之外,则读数应加上 30′。

　　2. 分光计的调整原理和方法

　　调整分光计,最后要达到以下要求:

　　①平行光管发出平行光;

　　②望远镜对平行光聚焦(即接收平行光);

　　③望远镜、平行光管的光轴垂直仪器公共轴。

　　分光计调整的关键是调好望远镜,其他的调整可以以望远镜为标准。

　　(1)调整望远镜

　　①目镜调焦

　　这是为了使眼睛通过目镜能清楚地看到如图 6.8 所示分划板上的刻线。调焦方法是把目镜调焦手轮轻轻旋出,或旋进,从目镜中观看,直到分划板刻线清晰为止。

　　②调望远镜对平行光聚焦

　　这是要将分划板调到物镜焦平面上,调整方法如下:

　　a. 用目镜照明,将双面平面镜放到载物台上。为了便于调节,平面镜与载物台下三个调节螺钉的相对位置如图 6.9 所示。

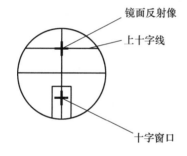 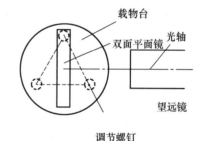

図 6.8　从目镜中看到的分划板　　　図 6.9　载物台上双面镜放置的俯视图

　　b. 粗调使望远镜光轴与镜面垂直,用眼睛估测一下,把望远镜调成水平,再调载物台螺钉,使镜面大致与望远镜垂直。

　　c. 观察与调节镜面反射像,固定望远镜,双手转动游标盘,于是载物台跟着一起转动。转到平面镜正好对着望远镜时,在目镜中应看到一个绿色亮十字随着镜面转动而动,这就是镜面反射成的像。如果像有些模糊,只要沿轴向移动目镜筒,直到像清晰,再旋紧螺钉,则望远镜已对平行光聚焦。

　　③调整望远镜光轴垂直仪器主轴

　　当镜面与望远镜光轴垂直时,它的反射像应落在目镜分划板上与下方十字窗对称的上十字线中心(图 6.8),平面镜绕轴转 180°后,如果另一镜面的反射像也落在此处,这表明镜面平行仪器主轴。当然,此时与镜面垂直的望远镜光轴也垂直仪器主轴。

　　在调整过程中出现的某些现象是何原因? 调整什么? 应如何调整,这是要分析清楚的。例如,是调载物台,还是调望远镜? 调到什么程度? 下面简述之。

a. 载物台倾角没调好的表现及调整

假设望远镜光轴已垂直仪器主轴,但载物台倾角没调好,如图 6.10 所示,平面镜 A 面反射光偏上,载物台转 180°后,B 面反射光偏下,在目镜中看到的现象是 A 面反射像在 B 面反射像的上方。显然,调整方法是把 B 面像(或 A 面像)向上(向下)调到两像点距离的一半,使镜面 A 和 B 的像落在分划板上同一高度。

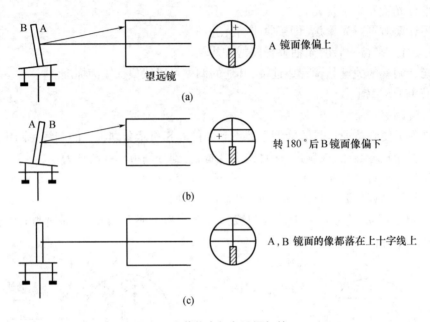

图 6.10　载物台倾角没调好的

b. 望远镜光轴没调好的表现及调整

假设载物台已调好,但望远镜光轴不垂直仪器主轴,在图 6.11(a)中,无论平面镜 A 面还是 B 面,反射光都偏上,反射像落在分划板上十字线的上方。在图 6.11(b)中,无论平面镜 A 面还是 B 面,反射光都偏下,反射像落在上十字线的下方。显然,调整方法是只要调整望远镜仰角螺钉 12,把像调到上十字线上即可,如图 6.11(c)所示。

c. 载物台和望远镜光轴都没调好的表现和调整方法

表现是两镜面反射像一上一下。先调载物台螺钉,使两镜面反射像像点等高(但像点没落在上十字线上),再把像调到上十字线上,如图 6.11(c)所示。

(2)调整平行光管发出平行光并垂直仪器主轴

将被照明的狭缝调到平行光管物镜焦平面上,物镜将出射平行光。

调整方法是取下平面镜和目镜照明光源,狭缝对准前方水银灯光源,使望远镜转向平行光管方向,在目镜中观察狭缝像,沿轴向移动狭缝筒,直到像清晰。这表明光管已发出平行光,为什么?

再将狭缝转向横向,调螺钉 25,将像调到中心横线上,如图 6.12(a)所示。这表明平行光管光轴已与望远镜光轴共线,所以也垂直仪器主轴。螺钉 25 不能再动(为什么?)。

再将狭缝调成垂直,锁紧螺钉,如图 6.12 (b)所示。

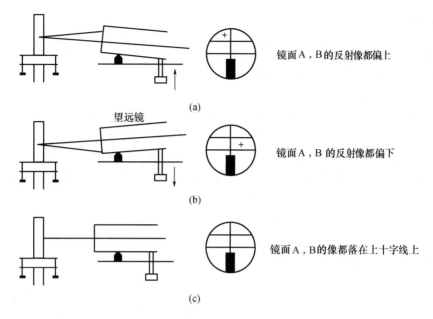

图 6.11 望远镜光轴没调好的表现及调整原理

3. 用最小偏向角法测三棱镜材料的折射率

如图 6.13 所示,一束单色光以 $i_1$ 角入射到 $AB$ 面上,经棱镜两次折射后,从 $AC$ 面射出来,出射角为 $i_2'$。入射光和出射光之间的夹角 $\delta$ 称为偏向角。当棱镜顶角 $A$ 一定时,偏向角 $\delta$ 的大小随入射角 $i_1$ 的变化而变化。而当 $i_1 = i_2'$ 时,$\delta$ 为最小(证明略)。这时的偏向角称为最小偏向角,记为 $\delta_{min}$。

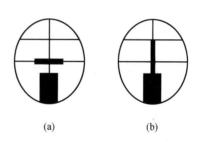

图 6.12 平行光管光轴与望远镜
光轴共线图

由图 6.13 可以看出,$i_1' = \dfrac{A}{2}$,$\dfrac{\delta_{min}}{2} = i_1 - i_1' = i_1 - \dfrac{A}{2}$,则

$$i_1 = \frac{1}{2}(\delta_{min} + A) \tag{6.8}$$

设棱镜材料折射率为 $n$,则

$$\sin i_1 = n\sin i_1' = n\sin \frac{A}{2}$$

故

$$n = \frac{\sin i_1}{\sin \dfrac{A}{2}} = \frac{\sin \dfrac{\delta_{min} + A}{2}}{\sin \dfrac{A}{2}} \tag{6.9}$$

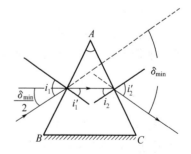

图 6.13 三棱镜最小偏向角原理图

由此可知,要求得棱镜材料的折射率 $n$,必须测出其顶角 $A$ 和最小偏向角 $\delta_{min}$。

**[实验内容]**

1. 调整分光计

（其要求与调整方法见实验原理部分）

2. 使三棱镜光学侧面垂直望远镜光轴

（1）调载物台的上下台面使其大致平行,将棱镜放到平台上,使棱镜三边与台下三螺钉的连线成三连互相垂直,如图 6.14 所示。试分析这样放置的好处。

（2）接通目镜照明光源,遮住从平行光管来的光。转动载物台,在望远镜中观察从侧面 AC 和 AB 反射回来的十字像,只调台下三螺钉,使其反射像都落到上十字线处,如图 6.15 所示。调节时,不要动螺钉12(为什么?)。

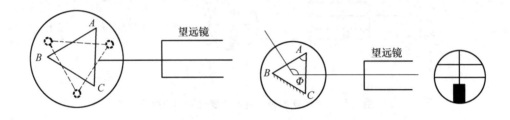

**图 6.14　三棱镜在载物台上的正确放法**　　　　**图 6.15　测棱镜顶角 A**

注意:每个螺钉的调节要轻微,要同时观察它对各侧面反射像的影响。调好后的棱镜,其位置不能再动。

3. 测棱镜顶角 A

对两游标做一适当标记,分别称游标 1 和游标 2,切记勿颠倒。旋紧刻度盘下螺钉16 和17,望远镜和刻度盘固定不动。转动游标盘,使棱镜 AC 面正对望远镜,如图 6.15 所示。记下游标 1 的读数 $\theta_1$ 和游标 2 的读数 $\theta_2$。再转动游标盘,再使 AB 面正对望远镜,记下游标 1 的读数 $\theta'_1$ 和游标 2 的读数 $\theta'_2$。同一游标两次读数之差是 $|\theta_1 - \theta'_1|$ 或 $|\theta_2 - \theta'_2|$,即是载物台转过的角度 $\Phi$,而 $\Phi$ 是 A 角的补角,即 $A = \pi - \Phi$。

4. 测三棱镜的最小偏向角

（1）平行光管狭缝对准前方水银灯光源。

（2）旋松望远镜制动螺钉 16 和游标盘制动螺钉23,把载物台及望远镜转至如图 6.16 中所示的位置 1 处,再左右微微转动望远镜,找出棱镜出射的各种颜色的水银灯光谱线(各种波长的狭缝像)。

（3）轻轻转动载物台（改变入射角 $i_1$）,在望远镜中将看到谱线跟着动。改变 $i_1$,应使谱线往 $\delta_{\min}$ 减小的方向移动（向顶点 A 方向移动）。望远镜要跟踪光谱线转

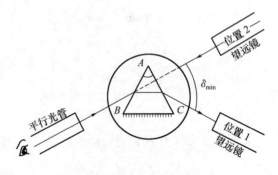

**图 6.16　测最小偏向角方法**

动,直到棱镜继续转动,而谱线开始要反向移动(即偏向角反而变大)为止。这个反向移动的转折位置就是光线以最小偏向角射出的方向。固定载物台(锁紧螺钉23),再使望远镜微动,使其分划板上的中心竖线对准其中的那条绿谱线(546.1 mm)。

(4)测量

记下此时两游标处的读数 $\theta_1$ 和 $\theta_2$,取下三棱镜(载物台保持不动),转动望远镜使其对准平行光管,即图6.16中的位置2,以确定入射光的方向,再记下两游标处的读数 $\theta_1'$ 和 $\theta_2'$。此时绿谱线的最小偏向角为

$$\delta_{\min} = \frac{1}{2}(\mid \theta_1 - \theta_1' \mid + \mid \theta_2 - \theta_2' \mid)$$

将 $\delta_{\min}$ 值和测得的棱镜 $A$ 角平均值代入式(6.9)中计算 $n$。

5. 注意事项

(1)转动载物台,都是指转动游标盘带动载物台一起转动。

(2)狭缝宽度1 mm左右为宜,宽了测量误差大,窄了光通量小。狭缝易损坏,尽量少调,调节时要边看边调,动作要轻,切忌两缝太近。

(3)光学仪器螺钉的调节动作要轻柔,锁紧镙钉也是指锁住即可,不可用力过大,以免损坏器件。

[数据记录与数据处理]

1. 数据表格

将实验测得数据填入表6.4中。

表 6.4  数据表

| 次数 | 入射光方位 | | 截止方位 | | $\delta_1 = \varphi_1 - \varphi_{10}$ | $\delta_2 = \varphi_2 - \varphi_{20}$ | $\delta = \frac{1}{2}(\delta_1 + \delta_2)$ | $\bar{\delta}$ |
|---|---|---|---|---|---|---|---|---|
| | 左游标 $\varphi_{10}$ | 右游标 $\varphi_{20}$ | 左游标 $\varphi_1$ | 右游标 $\varphi_2$ | | | | |
| 1 | | | | | | | | |
| 2 | | | | | | | | |
| 3 | | | | | | | | |
| 4 | | | | | | | | |
| 5 | | | | | | | | |

2. 数据处理方法

(1)最小偏向角 $\delta = \bar{\delta} \pm u_\delta$,其中 $u_\delta = \sqrt{\Delta^2 + s_\delta^2}$,$s_\sigma = \sqrt{\dfrac{\sum\limits_{i=1}^{n}(\delta_i - \bar{\delta})^2}{n-1}}$。

（2）三棱镜折射率 $n = \dfrac{\sin \dfrac{A+\delta}{2}}{\sin \dfrac{A}{2}}$，$u_n = \sqrt{\dfrac{\left(\sin \dfrac{\delta}{2}\right)^2 (u_A)^2 + \left(\cos \dfrac{A+\delta}{2}\right)^2 (u_\delta)^2}{4\sin^2 \dfrac{A}{2}}}$，这里

$u_A = \Delta$。

最后，把结果写成 $n = \bar{n} \pm u_n$。

**[思考题]**

1. 分光计由哪些部分组成，各部分的作用如何？

2. 调整分光计的主要步骤是什么？

3. 用自准直法调节望远镜适合观察平行光的主要步骤是什么？当你观察到什么现象时就能判定望远镜已适合观察平行光，为什么？

# 实验 25　光的等厚干涉（牛顿环）

在光学发展史上，光的干涉实验证实了光的波动性。当薄膜层的上、下表面有一很小的倾角时，由同一光源发出的光，经薄膜的上、下表面反射后在上表面附近相遇时产生干涉，并且厚度相同的地方形成同一干涉条纹，这种干涉就叫等厚干涉。其中，牛顿环和劈尖是等厚干涉两个最典型的例子。光的等厚干涉原理在生产实践中具有广泛的应用，它可用于检测透镜的曲率，测量光波波长，精确地测量微小长度、厚度和角度，检验物体表面的光洁度、平整度等。

**[实验目的]**

1. 观察光的等厚干涉现象，了解等厚干涉的特点。

2. 学习用干涉方法测量平凸透镜的曲率半径和微小待测物的厚度。

3. 掌握读数显微镜的原理和使用。

**[实验仪器]**

实验仪器包括读数显微镜、钠光灯、牛顿环仪、玻璃片、细丝。

**[实验原理]**

1. 牛顿环

牛顿环是由一块曲率半径很大的平凸透镜的凸面放在一块光学平板玻璃上构成的，在平凸透镜和平板玻璃的上表面之间形成了一层空气薄膜，其厚度由中心到边缘逐渐增加，当平行单色光垂直照射到牛顿环上时，经空气薄膜层上、下表面反射的光在凸面附近相遇产生干涉，其干涉图样是以玻璃接触点为中心的一组明暗相间的圆环，如图 6.17 所示。

设平凸透镜的曲率半径为 $R$，与接触点 $O$ 相距为 $r_K$

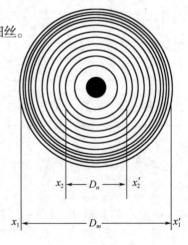

**图 6.17　牛顿环**

处的空气薄层厚度为 $e_K$，那么由几何关系可得

$$R^2 = (R - e_K)^2 + r_K^2$$

因为 $R \gg e_K$，所以 $e_K^2$ 项可以被忽略，有

$$e_K = \frac{r_K^2}{2R} \qquad (6.10)$$

现在考虑垂直入射到 $r_K$ 处的一束光，它经薄膜层上、下表面反射后在凸面处相遇时其光程差为

$$\delta = 2e_K + \frac{\lambda}{2}$$

式中，$\lambda/2$ 为光从平板玻璃表面反射时的半波损失，把式(6.10)代入 $\delta$ 得

$$\delta = \frac{r_K^2}{R} + \frac{\lambda}{2} \qquad (6.11)$$

由干涉理论，产生暗环的条件为

$$\delta = (2K + 1)\frac{\lambda}{2} \quad (K = 0,1,2,\cdots) \qquad (6.12)$$

由式(6.11)和式(6.12)可以得出第 $K$ 级暗纹的半径为

$$r_K^2 = KR\lambda \qquad (6.13)$$

所以只要测出 $r_K$，如果已知光波波长 $\lambda$，即可求出曲率半径 $R$；反之，已知 $R$ 也可由式(6.13)求出光波波长 $\lambda$。

式(6.13)是透镜与平玻璃面相切于一点($e_0 = 0$)时的情况，但实际上并非如此，观测到的牛顿环中心是一个或明或暗的小圆斑，这是因为接触面间有时会有弹性形变，使得 $e_0 < 0$；有时面上会有灰尘，使得中心处 $e_0 > 0$。所以用式(6.13)很难准确地判定干涉级次 $K$，也不易测准暗环半径，因此实验中常用以下方法来计算曲率半径 $R$。

由式(6.13)，第 $m$ 环暗纹和第 $n$ 环暗纹的直径可表示为

$$D_m^2 = 4(m + x)R\lambda \qquad (6.14)$$
$$D_n^2 = 4(n + x)R\lambda \qquad (6.15)$$

式中，$m + x$ 和 $n + x$ 分别为 $m$ 环与 $n$ 环的干涉级次，$x$ 为接触面的形变或面上的灰尘所引起光程改变而产生的干涉级次的变化量。

将式(6.14)和式(6.15)相减得

$$D_m^2 - D_n^2 = 4(m - n)R\lambda$$

则曲率半径 $R$ 为

$$R = \frac{D_m^2 - D_n^2}{4(m - n)\lambda} \qquad (6.16)$$

由式(6.16)可知，只要测出第 $m$ 环和第 $n$ 环直径以及数出环数差 $m - n$，就无须确定各环的级数和圆心的位置了。

2. 劈尖

两块平板玻璃，使其一端平行相接，另一端夹入一细丝(或待测样品)，这样两块平板玻璃之间形成了一个具有一微小倾角的劈形空气薄膜，这一装置就称为劈尖，如图 6.18(a)所示。

当有平行光垂直照射时,空气薄膜上、下表面反射光产生干涉,从而形成明暗交替、等间隔的干涉条纹,如图6.18(b)所示。其中第 $K$ 级暗纹的光程差满足

$$\delta = 2e_K + \frac{\lambda}{2} = (2K + 1)\frac{\lambda}{2} \quad (K = 0, 1, 2, \cdots)$$

当 $K = 0$ 时,由上式可得 $e_K = 0$,即为两玻璃接触端,即劈棱。

设细丝处干涉级次为 $N$,由于两相邻暗纹间的厚度差为 $\Delta e = \lambda/2$,则细丝厚度为 $e_N = N\frac{\lambda}{2}$。

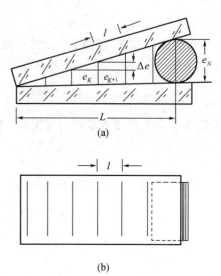

所以只要测出干涉图样中总的条纹数 $N$,即可算出细丝厚度。但实际上 $N$ 数值往往很大,不易数出,通常只要测出10条条纹的间隔 $L_{10}$ 和玻璃片交线(劈棱)到细丝的距离 $L$,就可算出总的条纹数 $N$,即 $N = \frac{10}{L_{10}} \times L$,所以

$$e_N = 5\lambda \times \frac{L}{L_{10}} \quad (6.17)$$

因此已知 $\lambda$,即可求出 $e_N$。

**图6.18 劈尖干涉**

[**实验内容**]

1. 观察牛顿环的干涉图样

(1)调整牛顿环仪的三个调节螺钉,在自然光照射下能观察到牛顿环的干涉图样,并将干涉条纹的中心移到牛顿环仪的中心附近。调节螺钉不能太紧,以免中心暗斑太大,甚至损坏牛顿环仪。

(2)把牛顿环仪置于显微镜的正下方,使单色光源与读数显微镜上45°角的反射透明玻璃片等高,如图6.19所示。旋转反射透明玻璃片,直至从目镜中能看到明亮均匀的光照。

(3)调节读数显微镜的目镜,使十字叉丝清晰;自下而上调节物镜直至观察到清晰的干涉图样。移动牛顿环仪,使中心暗斑(或亮斑)位于视域中心,调节目镜系统,使叉丝横丝与读数显微镜的标尺平行,消除视差。平移读数显微镜,观察待测的各环左右是否都在读数显微镜的读数范围之内。

2. 测量牛顿环的直径

(1)选取要测量的 $m$ 和 $n$(各5环),如取 $m$ 为 32, 30, 28, 26, 24, $n$ 为 22, 20, 18, 16, 14。

(2)转动鼓轮。先使镜筒向左移动,顺次数

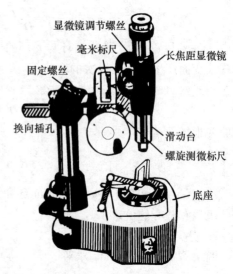

**图6.19 读数显微镜**

到 35 环,再向右转到 32 环,使叉丝尽量对准干涉条纹的中心,记录读数。然后继续转动测微鼓轮,使叉丝依次与 30,28,26,24,22,20,18,16,14 环对准,顺次记下读数;再继续转动测微鼓轮,使叉丝依次与圆心右 14,16,18,20,22,24,26,28,30,32 环对准,也顺次记下各环的读数。注意在一次测量过程中,测微鼓轮应沿一个方向旋转,中途不得反转,以免引起回程差。

3. 调整并观测劈尖的干涉图样

(1)把两块玻璃片一端平行相接,并使下玻璃片略微向前伸出,两玻璃片的交线尽量与端线平行;在另一端夹入平直细丝,使细丝的边线尽量与端线平行,并让玻璃片边线与读数显微镜标尺平行,放于物镜正下方。

(2)转动显微镜上的 45° 角半反射片,使得目镜中看到的视场均匀明亮(注意显微镜底座的反射镜不能有向上的反射光)。自下而上调节目镜直至观察到清晰的干涉图样,移动劈尖使条纹与叉丝的竖线平行,并消除视差。

(3)多次测量 10 条条纹的间距 $L_{10}$:以某一条纹为 $L_x$,记下读数显微镜读数,数过 10 条条纹测出 $L_{x+10}$,则 $L_{10} = |L_{x+10} - L_x|$,再重复测量 5 次。

(4)测 $N$ 条条纹的总间距 $L$:测出玻璃片接触处的读数 $L_0$,再测出细丝夹入处的读数 $L_N$,则 $L = |L_N - L_0|$。

[ 数据记录与数据处理 ]

1. 测量平凸透镜的曲率半径

(1)将测量数据填入表 6.5,并计算平均值 $\overline{R}$。

表 6.5　数据表　(取 $m - n = 10\lambda = 5.893 \times 10^{-4}$ mm,仪器误差 $\Delta = 0.015$ mm)

| 环数 | | | $D_m$/mm | 环数 | | | $D_n$/mm | $D_m^2 - D_n^2$/mm | $R_i$/mm | $\delta R_i$/mm |
| --- | --- | --- | --- | --- | --- | --- | --- | --- | --- | --- |
| $m$ | 左 | 右 | | $n$ | 左 | 右 | | | | |
| 32 | | | | 22 | | | | | | |
| 30 | | | | 20 | | | | | | |
| 28 | | | | 18 | | | | | | |
| 26 | | | | 16 | | | | | | |
| 24 | | | | 14 | | | | | | |

(2)确定平凸透镜凸面曲率半径的最佳值和不确定度 $u_R$

曲率半径的最佳值 $\overline{R} = \dfrac{1}{5} \sum\limits_{i=1}^{5} R_i = $ ＿＿＿＿＿ mm;

$$s_R = \sqrt{\dfrac{\sum\limits_{i=1}^{5} \delta R_i^2}{5-1}} = \sqrt{\dfrac{\sum\limits_{i=1}^{5} (R_i - \overline{R})^2}{5-1}} = \underline{\qquad} \text{ mm};$$

$$u_R = \sqrt{s_R^2 + \Delta^2} = \underline{\hspace{2cm}} \text{ mm}。$$

（3）写出实验结果：$R = \bar{R} \pm u_R$，并做分析和讨论。

2. 测量薄片的厚度

将数据填入表 6.6，并计算 $L_{10}$ 的平均值。

表 6.6　数据表　（$\lambda = 5.893 \times 10^{-4}$ mm，仪器误差 $\Delta = 0.015$ mm）

| 序次 | $L_{x+10}$ /mm | $L_x$ /mm | $L_{10} = \lvert L_{x+10} - L_x \rvert$ /mm | $\bar{L}_{10}$ /mm | $\delta L_{10}$ /mm |
|---|---|---|---|---|---|
| 1 | | | | | |
| 2 | | | | | |
| 3 | | | | | |
| 4 | | | | | |
| 5 | | | | | |

劈棱边到细丝处的长度：$L_0 = \underline{\hspace{2cm}}$ mm；$L_N = \underline{\hspace{2cm}}$ mm；$L \pm \Delta = \underline{\hspace{2cm}}$ mm。

计算细丝的直径 $e_N$ 的最佳值 $\bar{e}_N$ 和不确定度 $u_{e_N}$。

$$u_{L_{10}} = \sqrt{s_{L_{10}}^2 + \Delta^2} = \underline{\hspace{1.5cm}} \text{ mm}; \qquad \bar{L}_{10} \pm u_{L_{10}} = \underline{\hspace{1.5cm}} \text{ mm};$$

$$\bar{e}_N = 5\lambda \times \frac{L}{L_{10}} = \underline{\hspace{1.5cm}} \text{ mm}; \qquad u_{e_{N^r}} = \sqrt{\left(\frac{\Delta_{L_{10}}}{\bar{L}_{10}}\right)^2 + \left(\frac{\Delta}{L}\right)^2} = \underline{\hspace{1.5cm}} \text{ mm};$$

$$\bar{e}_N \pm u_{e_N} = \underline{\hspace{1.5cm}} \text{ mm}; \qquad u_{e_N} = u_{e_{N^r}} \cdot \bar{e}_N = \underline{\hspace{1.5cm}} \text{ mm}。$$

[思考题]

1. 牛顿环的中心在什么情况下是暗的，在什么情况下是亮的？

2. 本实验装置是如何使等厚条件得到近似满足的？

3. 实验中为什么用测量式 $R = \dfrac{D_m^2 - D_n^2}{4(m-n)\lambda}$，而不用更简单的 $R = \dfrac{r_K^2}{K\lambda}$ 函数关系式求出 $R$ 值？

# 实验 26　用旋光仪测旋光性溶液的旋光率和浓度

[实验目的]

1. 观察线偏振光通过旋光物质的旋光现象。

2. 了解旋光仪的结构原理。

3. 学习用旋光仪测旋光性溶液的旋光率和浓度。

[实验仪器]

实验仪器包括旋光仪、带蔗糖的试管等。

## [实验原理]

如图 6.20 所示,线偏振光通过某些物质的溶液(特别是含有不对称碳原子物质的溶液)后,偏振光的振动面将旋转一定角度 φ,这种现象称为旋光现象。旋转的角度 φ 称为旋转角或旋光度。它与偏振光通过溶液的长度 $l$ 和溶液中旋光性物质的浓度 $c$ 成正比,即

$$\phi = \alpha c l \tag{6.18}$$

式中,α 称为旋光性物质,它在数值上等于偏振光通过单位长度(1 dm),单位浓度(1 g/mL)的溶液后所引起振动面的旋转角度;$c$ 的单位用 g/mL 表示;$l$ 的单位用 dm 表示。

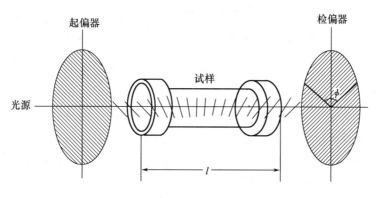

图 6.20 旋光现象

实验表明,同一旋光物质对不同波长的光有不同的旋光率,在一定温度下它的旋光率与入射光波长 λ 的平方成反比,即随波长的减小而迅速增大。这种现象称为旋光色散。考虑到这一情况,通常采用钠黄光的 D 线(λ = 589.3 nm)来测定旋光率。

若已知待测旋光性溶液的浓度 $c$ 和溶液的长度 $l$,则测出旋光度 φ 就可由式(6.18)算出其旋光率。显然,当液柱的长度 $l$ 不变时,如果依次改变浓度 $c$,测出相应的旋光度 φ,然后画出 $\phi - c$ 曲线(旋光曲线),则得到一条直线,其斜率为 α。从直线的斜率也可以算出旋光率 α。反之,通过测量旋光性溶液的旋光度,可确定溶液中所含旋光物质的浓度。通常可根据测出的旋光度,从该物质的旋光曲线上查出对应的浓度。

测量物质旋光度的装置称为旋光仪,其结构如图 6.21 所示。测量时先将旋光仪中的起偏镜 4 和检偏镜 7 的偏振轴调到相互正交,这时在望远镜目镜 10 中看到最暗的视场,然后装上测试管 6,转动检偏镜,使因振动面旋转而变亮的视场重新达到最暗,此时检偏镜的旋转角度即表示被测溶液的旋光度。

因为人的眼睛难以准确地判断视场是否最暗,故多采用半荫视场,用比较视场中相邻两光束的强度是否相同来确定旋光度,具体装置如图 6.22 所示。在起偏镜后加一个石英

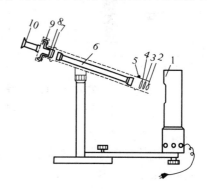

图 6.21 旋光仪

1—光源;2—会聚透镜;3—滤色片;4—起偏镜
5—石英片;6—测试管;7—检偏镜;8—望远镜物镜
9—刻度盘;10—望远镜目镜

晶体片,此石英片和起偏镜的一部分在视场中重叠。随石英片安放位置不同,可将视场分为两部分如图 6.22(a)所示,或者三部分如图 6.22(b)所示,同时在石英片旁装上一定厚度的玻璃片,以补偿由石英片产生的光强的变化。使石英片的光轴平行于自身表面并与起偏器的偏振轴成一角度 $\theta$(仅几度)。由光源发出的光经起偏镜后变成线偏振光,其中一部分光再经过石英片(其厚度恰使在石英片内分成的 o 光和 e 光的位相差为 $\pi$ 奇数倍,出射的合成光仍为线偏振光),其振动面相对于入射

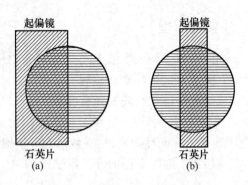

**图 6.22　石英片的两种安装方式**

(a)两部分视场;(b)三部分视场

光的偏振面转过了 $2\theta$,所以进入测试管的光是振动面间夹角为 $2\theta$ 的两束线偏振光。

在图 6.23 中,如果以 $OP$ 和 $OA$ 分别表示起偏镜和检偏镜的偏振轴,$OP'$ 表示透过石英片后偏振光的振动方向,$\beta$ 表示 $OP$ 与 $OA$ 的夹角,$\beta'$ 表示 $OP'$ 与 $OA'$ 的夹角;再以 $A_P$ 和 $A'_P$ 分别表示通过起偏镜和起偏镜加石英片的偏振光在检偏镜偏振轴方向的分量。则由图 6.23 可知,当转动检偏镜时,$A_P$ 和 $A'_P$ 的大小将发生变化,反映在从目镜中见到的视场将出现亮暗的交替变化,如图 6.23 所示的下半部分。

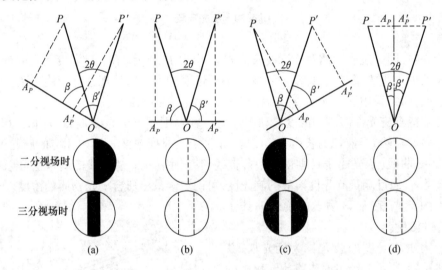

**图 6.23　转动检偏镜时目镜中视场的明暗变化图**

(a)$\beta' > \beta, A_P > A'_P$;(b)$\beta = \beta', A_P = A'_P$;(c)$\beta > \beta', A'_P > A_P$;(d)$\beta = \beta', A_P = A'_P$

图 6.23 中列出了以下四种显著不同的情形:

(1)在图 6.23(a)中,$\beta' > \beta, A_P > A'_P$,通过检偏镜观察时,与石英片对应的部分为暗区,与起偏镜对应的部分为亮区,视场被分为清晰的两(或三)部分。当 $\beta' = \pi/2$ 时,亮暗的反差最大。

(2)在图 6.23(b)中,$\beta = \beta', A_P = A'_P$,通过检偏镜观察时,视场中两(或三)部分界限消失,亮度相等,较暗。

（3）在图 6.23（c）中，$\beta > \beta'$，$A'_P > A_P$，视场又分为两（或三）部分，与石英片对应部分为亮区，与起偏镜对应部分为暗区。当 $\beta = \pi/2$ 时，亮暗反差最大。

（4）在图 6.23（d）中，$\beta = \beta'$，$A_P = A'_P$，视场中两（或三）部分界限消失，亮度相等，较亮。

由于在亮度不太强的情况下，人的眼睛辨别亮度微小差别的能力较大，常取图 6.23（b）所示的视场作为参考视场，并将此时检偏镜的偏振轴所指的位置取做刻度盘的零点。

在旋光仪中放上测试管后，透过起偏镜和石英片的两束偏振光均通过测试管，它们的振动面转动相同的角度 $\phi$，并保持两振动面间的夹角 $2\theta$ 不变。如果转动检偏镜，使视场回到图 6.23（b）所示的状态，则检偏镜转过的角度即为被测试溶液的旋光度。迎着射来的光线看去，若检偏镜向右（顺时针方向）转动，表示旋光性溶液使偏振光的偏振面向右（顺时针方向）旋转，该溶液称为右旋溶液，如蔗糖的水溶液。反之，若检偏镜向左（逆时针方向）转动，该溶液称为左旋溶液。

## ［实验内容］

1. 认识仪器，认识半暗位置

（1）熟悉仪器的整体结构、光路、游标读法及检偏器旋转时粗调和微调的配合。

（2）对准钠光灯，慢慢转动检偏器一周，观察视野变化情况，从中认识半暗位置。

2. 测量蔗糖对钠光的旋光率

（1）定出仪器的零点 $\phi_0$，共测三次，取其平均值 $\overline{\phi}_0$。

（2）将已知浓度的蔗糖溶液管放入糖量计，关闭上盖。测出半暗位置 $\phi_1$，取三次测量的平均值 $\overline{\phi}_1$。

（3）记录已知糖溶液浓度 $c_1$ 和试管长度 $l_1$，计算蔗糖对钠光的旋光率，将实验数据填入表 6.7 中。

3. 测量糖溶液的浓度

（1）将未知浓度的糖溶液管放入糖量计，测出半暗位置 $\phi_2$，取三次测量的平均值 $\overline{\phi}_2$。

（2）记录试管长度 $l_2$，用求出的旋光率，计算糖溶液的浓度 $c_2$（注意：溶液试管不能有气泡）将实验数据填入表 6.8 中。

## ［数据记录与数据处理］

（1）$c_1 = $ _____ g/mL；$l_1 = $ _____ dm；$\lambda = $ _____ nm；温度 = _____ ℃。

提示：$\phi_1 = ac_1 l_1$，$a = \overline{a} \pm u_a$。

表 6.7　测旋光率

| 读数 | 读数 | | | | $\phi = \dfrac{1}{2}\left[(\phi_1 - \phi_0) + (\phi'_1 - \phi'_0)\right]$ |
|---|---|---|---|---|---|
| | 左 | 右 | 左 | 右 | |
| 1 | $\phi_0$ | $\phi'_0$ | $\phi_1$ | $\phi'_1$ | |
| 2 | | | | | |
| 3 | | | | | |
| 平均 | $\overline{\phi}_1$ | | | | $u_\phi = $ |

（2）$l_2 =$ _____ dm；$\lambda =$ _____ nm；温度 = _____ ℃。

提示：$\phi_2 = ac_2 l_2$，$c_2 = \bar{c}_2 \pm u_c$。

表6.8　测浓度

| 读数 | 读数 | | | | $\phi = \dfrac{1}{2}\left[(\phi_2 - \phi_0) + (\phi_2' - \phi_0')\right]$ |
| --- | --- | --- | --- | --- | --- |
| | 左 | 右 | 左 | 右 | |
| 1 | $\phi_0$ | $\phi_0'$ | $\phi_2$ | $\phi_2'$ | |
| 2 | | | | | |
| 3 | | | | | |
| 平均 | $\bar{\phi}_2$ | | | | $u_\phi =$ |

[思考题]

1. 如何区别旋光物质？
2. 旋光度的大小和那些因素有关？
3. 怎样知道检偏器偏振轴是处在和 $OC$ 垂直的位置，还是和 $OC$ 平行的位置？

# 实验27　用光谱分析法测定未知元素

[实验目的]

1. 了解光谱分析法的基本原理。
2. 测绘分光计、分光镜的定标曲线。
3. 测定未知元素的光谱的波长，确定其元素名称。

[实验原理]

　　当白光通过三棱镜时能分解成各种颜色的光，这种现象叫色散。所形成的由红到紫的彩带叫作连续光谱。而单一元素的灼热气体或蒸气发出的光谱是在黑暗背景上有若干清晰的不同波长的亮线，叫明线光谱。光谱的结构（各谱线的波长和亮度）完全决定于原子本身的结构特征。每一种元素都对应于一定结构的特征谱线。因此，根据物质的光谱结构可以确定它的化学成分和含量，这种方法叫光谱分析法。

　　用分光计做此实验时，让待测光谱管发出的光经平行光管变成平行光，而后通过载物台上的三棱镜发生色散，这时可由望远镜观察到谱线，通过分光计的读数盘确定各谱线的相对位置，再从定标曲线上查得相应的波长值，从而确定待测元素的名称。

　　由于读数装置上的刻度与谱线的波长存在一定的函数关系，即一定波长的谱线在灵敏计装置上有确定的位置，通过这个函数关系可以求出谱线波长。这个函数关系用数学公式表达比较复杂，一般常用某种元素（如氦）发出的已知波长的各谱线，测定它们在读数装置中相应的位置，然后以波长（已知）为纵坐标，相应的位置读数为横坐标，绘制出定标曲线，也就是在该条件下波长与位置的函数关系。

值得注意的是,定标曲线的位置或形状是随着分光计的调节状态的不同而不同的,在利用它来测定未知谱线的波长时,必须保持制作定标曲线时分光计的调节状态。调节状态是指平行光管的狭缝至透镜的距离,望远镜的物镜至目镜的距离,以及平行光管、刻度盘和三棱镜的相对位置等。

本实验既可以用分光计也可以用分光镜测量谱线波长,二者并无本质区别,只是分光计的读数装置是角度刻度盘,与之对应的定标曲线是波长与角度的函数关系;而分光镜的读数装置是标尺,其定标曲线是波长与标尺刻度的函数关系。

# 1. 用分光计进行光谱分析

## [实验仪器]

实验仪器包括三棱镜、分光计、氦光谱管、待测光谱管、感应圈等。

## [实验内容]

1. 了解分光计的结构和各部分的功能,并调好分光计

(1)调节望远镜和平行光管。

(2)先不装三棱镜,用眼睛直接观察平行光管,调节光源与狭缝的相对位置,使观察到的狭缝像最明亮。

(3)按图 6.24 所示的大致位置安放三棱镜。使入射角约为 60°,在望远镜位置附近用眼睛直接观察,直到观察到彩色光谱。

(4)用望远镜观察光谱。

2. 利用已知元素的光谱管绘制定标曲线

(1)接上感应圈电源,点燃氦光谱管,并将其置于平行光管的狭缝前。

(2)缓慢移动望远镜,使十字叉丝纵线与光谱线的像重合,记下各谱线对应的游标读数。

(3)以谱线波长(已知)为纵坐标,谱线位置读数为横坐标,在坐标纸上绘制出定标曲线。

3. 观察未知元素的光谱,测定谱线波长并确定其元素名称

(1)用未知元素的光谱管代替氦光谱管。

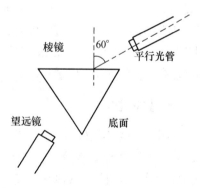

**图 6.24　望远镜位置图**

(2)保持分光计的调节状态,移动望远镜使十字叉丝对准未知元素光谱的各谱线,并记录各谱线的位置读数。

(3)根据所测数据,由定标曲线确定其波长,对照本实验附表确定其元素名称。

# 2. 用分光镜进行光谱分析

## [实验仪器]

实验仪器包括分光镜、三棱镜、氦光谱管、待测光谱管、感应圈、标尺照明灯。

分光镜是定性研究光谱的仪器,其构造如图 6.25 所示。圆盘周围装有一个固定的平行光管 K,一个可绕圆盘中心转动的望远镜 T 及一个能在圆盘上转动的标度管 N。

平行光管 K 由狭缝 S 和透镜 $L_1$ 构成,如图 6.26 所示。光源发生的光通过平行光管 K 的狭缝 S,经透镜 $L_1$ 形成的光称为平行光,再经过三棱镜的折射形成光谱。螺旋 $X_1$ 可调节光谱线的宽度,前后移动狭缝的框可调节狭缝到透镜 $L_1$ 的距离。

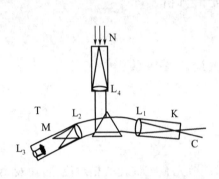

图 6.25　分光镜构造

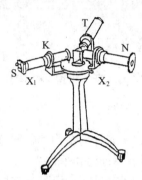

图 6.26　分光镜

望远镜由物镜 $L_2$ 及目镜 $L_3$ 构成,移动望远镜可观察到全部光谱。标度管由标尺 N 和透镜 L 构成,用标尺照明灯给标尺照明。由标度管发出光经三棱镜的表面发射,成像于望远镜 T 的 M 处,与光谱重合,因此,通过标度管可确定谱线的相对位置。前后抽动标尺框,调节与透镜 $L_4$ 的距离,可以改变标尺像的大小。螺旋 $X_3$ 和 $X_5$ 分别用来固定望远镜及标度管($X_3$ 和 $X_5$ 图 6.26 中未画出)。

## [实验内容]

1. 分光镜的调节

(1)调节望远镜,使之聚焦于无穷远。将望远镜对准远处物体,调节目镜使远处景物在望远镜中成像清晰,当其他平行光进入物镜后,在望远镜中可观察到清晰的像。

(2)调节平行光管使其发射平行光。转动望远镜使其与平行光管成一条直线,在平行光管前置一光源,调节平行光管的镜筒长度,即改变狭缝与目镜间的距离,使狭缝位于物镜的焦平面上,经物镜发出的光即为平行光,此刻在望远镜的视场中能清晰地看到狭缝像。

(3)调节标度管。转动望远镜,使之与标度管成一直线,打开标尺照明灯,调节标度管的镜筒长度,以便在望远镜的视场中能清晰看到标尺。

2. 绘制分光计的定标曲线

(1)接上感光圈电源,点燃氦光谱管,并将其置于平行光管的狭缝前。

(2)调节三棱镜和望远镜的位置,使在望远镜中可看到氦光谱。

(3)细心调节狭缝宽度,使光谱线明亮而清晰。

(4)调节标度管的位置,使标尺的刻线经三棱镜的一个表面反射成像于望远镜的视场中。

(5)细致地转动标度管并抽动标尺,使望远镜中所看到的标尺非常清晰,且其零刻线尽量和光谱中波长最长的红色光谱线重合,以使全部谱线都能在标尺的范围之内。

(6)缓慢移动望远镜,观察并记录所有谱线在标尺上的位置。

(7)绘制定标曲线。

3. 观察未知元素的光谱,确定其元素的名称

(1)保持分光镜的调节状态,接通未知元素光谱管,将其置于平行光管的狭缝前。

(2)转动望远镜,观察待测元素的全部谱线,再对照本实验的附表确定元素名称。

## [注意事项]

1. 定标后,即氦光谱线的位置确定后,相应的调节状态保持不变,如有变动必须重新绘制定标曲线。

2. 感应圈使用的时间不宜过久,用后立刻把初级线圈的电源断开。

3. 感应圈的输出端及光谱管两端都有高压电,实验时切勿触及!

## [思考题]

1. 各实验组所得的定标曲线是否可以交换使用,为什么?

2. 能否用棱镜分光计(或分光镜)观察白光形成的连续光谱?

## [预习要求]

1. 为什么说在测未知元素光谱时,要保持分光计和分光镜的调节状态? 所谓的"调节状态"指的是什么?

2. 光谱分析的原理是什么?

3. 什么是定标曲线? 为什么要绘制定标曲线?

4. 自己设计数据表格。

附表　几种常见元素的光谱

| 元素 | 波长 | 元素 | 波长 | 元素 | 波长 |
|---|---|---|---|---|---|
| 氦(He) | 388.9 紫(1) | 氢(H) | 390.7 紫(1) | 汞(Hg) | 404.6 紫(1) |
| | 402.6 紫(2) | | 410.2 紫(2) | | 407.8 紫(2) |
| | 477.1 青 | | 434.1 青 | | 435.8 青 |
| | 477.3 蓝 | | 486.1 绿 | | 491.6 绿(1) |
| | 492.2 绿 | | 656.3 绿 | | 546.1 绿(2) |
| | 501.6 淡绿 | 钠(Na) | 589.0 黄(1) | | 577.0 黄(1) |
| | | | | | 579.1 黄(2) |
| | 587.6 黄 | 锶(Sr) | 589.6 黄(2) | 锂(Li) | 460.3 蓝 |
| | 667.8 红(1) | | 406.7 紫 | | 610.4 红(1) |
| | 706.5 红(2) | | 638.6 红 | | 670.8 红(2) |

# 实验 28  用衍射光栅测定光波的波长

光的衍射现象是光波动性质的一个重要表征。在近代光学技术中,如光谱分析、晶体分析、光信息处理等领域,光的衍射已成为一种重要的研究手段和方法。衍射光栅是利用光的衍射现象制成的一种重要的分光元件。光栅相当于一组数目众多的等宽、等距和平行排列的狭缝。光栅分应用透射光工作的透射光栅和应用反射光工作的反射光栅两种,本实验用的是透射光栅。

利用光栅分光原理制成的单色仪和光谱仪已被广泛应用,它不仅用于光谱学,还广泛应用于计量、光通信、信息处理、光应变传感器等方面。所以,研究衍射现象及其规律,在理论和实践上都具有重要的意义。

## [实验目的]

1. 进一步熟悉掌握分光计的调节和使用方法;
2. 观察光线通过光栅后的衍射现象;
3. 测定衍射光栅的光栅常数、光波波长和光栅角色散。

## [实验仪器]

实验仪器包括分光计、衍射光栅、汞灯或钠灯、平面镜等。

## [实验原理]

光栅相当于一组数目众多的等宽、等距和平行排列的狭缝,被广泛用在单色仪、摄谱仪等光学仪器中。光栅分应用透射光工作的透射光栅和应用反射光工作的反射光栅两种,本实验用的是透射光栅。

如图 6.27 所示,自透镜 $L_1$ 射出的平行光垂直地照射在光栅 G 上。透镜 $L_2$ 将与光栅法线成 $\theta$ 角的衍射光会聚于其第二焦平面上的 $P_\theta$ 点。由光栅方程得知,产生衍射亮条纹的条件为

$$d\sin\phi = k\lambda \quad (k = \pm 1, \pm 2, \cdots, \pm n) \tag{6.19}$$

式中,$\phi$ 是衍射角;$\lambda$ 是光波波长;$k$ 是光谱级数;$d$ 是光栅常数。因为衍射亮条纹实际上是光源狭缝的衍射象,是一条锐细的亮线,所以又称为光谱线。

当 $k = 0$ 时,任何波长的光均满足式(6.19),亦即在 $\phi = 0$ 的方向上,各种波长的光谱线重叠在一起,形成明亮的零级光谱,对于 $k$ 的其他数值,不同波长的光谱线出现在不同的方向上($\phi$ 的值不同),而与 $k$ 的正负两组相对应的两组光谱,则对称地分布在零级光谱的两侧。若光栅常数 $d$ 已知,在实验中测定了某谱线的衍射角 $\phi$ 和对应的光谱

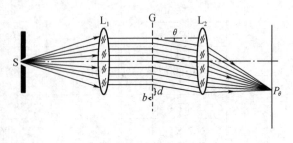

**图 6.27**

级 $k$,则可由式(6.19)求出该谱线的波长 $\lambda$;反之,如果波长 $\lambda$ 是已知的,则可求出光栅常数 $d$。

由光栅方程可看出,若已知光栅常数 $d$,测出衍射明条纹的衍射角 $\phi_k$,即可求出光波的波长 $\lambda$。反之,若已知 $\lambda$,亦可求出光栅常数 $d$。

本实验中,用钠光源照亮分光计平行光管的狭缝,钠光束通过平行光管后变为平行光,然后垂直照射到光栅上而产生衍射,通过望远镜可测得像的位置。

将望远镜旋至零级谱线位置固定住,记下左右游标读数 $\theta_0,\theta_0'$,再转动望远镜至左一级谱线位置固定,记下左右游标读数 $\theta_1,\theta_1'$,第三次转动望远镜至右一级谱线位置固定 $\theta_2,\theta_2'$,则按下式计算 $\phi$ 角,即

$$\theta_L = \frac{1}{2}\big[(\theta_1 - \theta_0) + (\theta_1' - \theta_0')\big]$$

$$\theta_R = \frac{1}{2}\big[(\theta_2 - \theta_0) + (\theta_2' - \theta_0')\big] \qquad (6.20)$$

$$\phi = \frac{1}{2}(\theta_L + \theta_R)$$

将光栅方程式(6.19)对 $\lambda$ 微分,可得光栅的角色散为

$$D = \frac{\mathrm{d}\phi}{\mathrm{d}\lambda} = \frac{k}{d\cos\phi} \qquad (6.21)$$

角色散是光栅、棱镜等分光元件的重要参数,它表示单位波长间隔内两单色谱线之间的角距离。由式(6.21)可知,如果衍射时衍射角不大,则 $\cos\phi$ 近乎不变,光谱的角色散几乎与波长无关,即光谱随波长的分布比较均匀,这和棱镜的不均匀色散有明显的不同。

分辨本领是光栅的另一重要参数,它表征光栅分辨光谱线的能力。设波长为 $\lambda$ 和 $\lambda + \mathrm{d}\lambda$ 的不同光波,经光栅衍射形成的两条谱线刚刚能被分开,则光栅分辨本领 $R$ 为

$$R = \frac{\lambda}{\mathrm{d}\lambda} \qquad (6.22)$$

根据瑞利判据,当一条谱线强度的极大值和另一条谱线强度的第一极小值重合时,则可认为该两条谱线刚能被分辨。由此可以推出

$$R = kN \qquad (6.23)$$

式中,$k$ 为光谱级数;$N$ 是光栅刻线的总数。

[实验内容]

1. 按照调节分光计的方法及要求,调节分光计。

2. 开启钠光灯对准平行光管的狭缝,使狭缝与望远镜的十字叉丝竖线重合,固定望远镜不动。

3. 将衍射光栅按图 6.27 所示放在载物台上,即光栅平面垂直平分两螺丝连线。调节光栅平面与平行光管光轴垂直。以光栅平面为反射面,用自准直法调节光栅平面与望远镜光轴垂直。此时须注意,望远镜已调好,不能再动,所以只能调节平台下的螺丝,使得从望远镜中观察到十字像(由光栅反射回来)与望远镜的十字叉丝重合(注意:此时衍射零级像也与叉丝竖线重合),然后固定载物台。

4. 调节光栅使其刻线与分光计转轴平行。转动望远镜,观察衍射像的分布情况,注意中

央明纹两侧衍射像高低是否一致,若不是,说明光栅刻线与分光计转轴不平行。因为螺丝已调好,所以只能调节平台上螺丝,直至衍射像高低基本一致,此时即可测量。

5. 转动望远镜至中央零级明纹位置,固定住,记下左右游标函数,重复三次,填入表6.9中。

6. 转动望远镜至左一级像位置固定住,记下左右游标的读数,再将望远镜转动至右一级像位置并固定,记下左右游标的读数,重复上述步骤三次,并将结果填入表6.9中。

7. 通过式(6.20)计算出各级像的衍射角 $\phi_k$,带入式(6.19)计算出光波波长并求平均值。

8. 测量光栅的角色散。用汞灯为光源,测量其1级和2级光谱中双黄线的衍射角,双黄线的波长差为2.06 nm,结合测得的衍射角之差 $\Delta\phi$,用式(6.21)求出角色散。

观察光栅的分辨本领。

9. 用钠灯为光源,观察其1级光谱的双黄线,在准直管和光栅之间放置一宽度可调的单缝,使单缝的方向和准直管狭缝一致,由大到小改变单缝的宽度,直到双黄线刚刚被分辨开,反复试几次,取下单缝,用移测显微镜测出缝宽 $b$,则在单缝掩盖下,光栅的露出部分的刻数 $N$ 为

$$N = \frac{b}{d}$$

由此用式(6.22)求出光栅露出部分的分辨本领 $R$,并和由式(6.23)求出的理论值相比较。

[数据记录与数据处理]

表 6.9   光栅常数 $d =$ _____ cm

| 级 $k$ | $\theta_{左k}$ | $\theta'_{左k}$ | $\theta_{右k}$ | $\theta'_{右k}$ | $\phi_k$ | $\lambda$ | $\bar{\lambda}$ |
|--------|----------------|-----------------|----------------|-----------------|----------|-----------|-----------------|
| 1 | | | | | | | |
| 2 | | | | | | | |
| 3 | | | | | | | |

[注意事项]

(1)放置或移动光栅时,不要用手接触光栅表面,以免损坏镀膜;

(2)从光栅平面反射回来的绿十字像亮度较弱,应细心观察。

[思考题]

1. 本实验对光栅的放置与调节有何要求?

2. 如何调节光栅平面使其与分光计转轴平行。

# 实验 29　眼睛的光学原理及物理矫正

光束在同一均匀透明的介质中沿直线方向传播。若光束由同一介质斜入射到另一种不同的介质表面(或界面)时,一部分进入第二种介质中的光束会在两介质的分界处突然改变

其传播方向,这种现象叫作光的折射现象,也称屈光现象。

人眼在观察远处的物体时睫状肌松弛,眼球的焦距变大,物体能成像在视网膜上;观察近处的物体时睫状肌收缩,眼球的焦距变小,物体还是成像在视网膜上;当人的年龄增大时,肌肉的收缩变得困难,近处的物体无法成像在视网膜上,这时需要配一副凸透镜的眼镜(远视眼镜),增加人眼的聚焦能力使它成像在视网膜上;相反,长时间看近距离的物体会使睫状肌疲劳,无法放松,近处的物体只能成像在视网膜前,这时需要配一副凹透镜的眼镜(近视眼镜),使远处的像在较近的地方成虚像,然后人眼再将它成像在视网膜上。这种用透镜矫正人眼屈光不正的方法称为眼睛视力的物理矫正法。

为了配一副合适的眼镜,就需要准确地测量眼镜片(透镜)的焦距。焦距是薄透镜的光心(通过透镜光心的光线经过透镜时不发生偏折)到其焦点的距离,是薄透镜的重要参数之一,物体通过薄透镜而成像的位置及性质(大小、虚实)均与其有关。焦距测量的是否准确主要取决于光心及焦点(或物的位置、像的位置)定位是否正确。

[实验目的]

1. 熟悉近视眼和远视眼的光学特性,研究物理矫正眼镜视力的光学原理。

2. 学习测量薄透镜的聚焦多种方法,并比较各种方法的优缺点;掌握简单光路的分析和调整方法,掌握透镜成像的规律。

[实验仪器]

实验仪器包括光具座及附件、光源、物屏、像屏,及不同焦距的薄透镜:薄透镜 A 焦距为 200 mm(模拟眼睛),薄透镜 B 焦距为 150 mm(模拟屈光性近视眼),薄透镜 C 焦距为 250 mm(模拟屈光性远视眼),薄透镜 D 焦距为 - 150 mm(模拟近视眼矫正镜),薄透镜 E 焦距为 600 mm(模拟远视眼矫正镜)。

[实验原理]

1. 眼镜的生理结构和屈光系统

人的眼球由坚韧的膜包着,这膜在眼球前部凸出的透明部分称为角膜(其折射率 $n$ 为 1.376),其余部分称为巩膜,巩膜是几乎不透明的白色膜,厚度为 0.4 ~ 1.1 mm。巩膜的内壁是一层脉络膜,这层膜延伸到眼球前面的部分称为虹膜,虹膜与睫状体相连接。虹膜中央有一透光的圆孔,叫瞳孔,随着被观察物体的亮暗变化,瞳孔的直径会通过睫状体的控制在 1.4 ~ 8.0 mm 变化,用以调节进入眼内的光能量,同时还有相当于光阑的作用,即可减少像差。虹膜后面是晶状体($n$ 为 1.386),晶状体的外形如同双凸透镜,内部是由折射率分层的介质组成,它的表面曲率半径可由睫状体的松紧而改变。角膜与晶状体之间充满水状液,称为房水($n$ 为 1.337),房水充满的区域被虹膜分隔成前房和后房两部分。在晶状体后,眼的内腔充满黏性的透明物质,称玻璃体($n$ 为 1.336)。玻璃体的透明外膜与视网膜紧贴着,视网膜上布满了感光细胞和视觉神经,进入眼内的光线刺激分布在视网膜上的感光细胞,通过视觉神经传给大脑,产生视觉,看到了色彩绚丽的世界。图 6.28(a)为眼球的水平剖面图。

由上述眼睛的生理结构组成不同可知,光线进入眼球时,最大的折射(屈光)在空气($n$ 为 1.000)与角膜的交界面上,因而可以把眼睛简化为一个只有两种介质构成的单球面屈光系统,即简化眼,如图6.28(b)所示。前面凸球面的曲率半径为5.73 mm,角膜前是空气,内侧充满水,后面的视网膜到前面凸球面的距离约为22.92 mm。最终,可将人眼进一步简化为一个凸透镜。

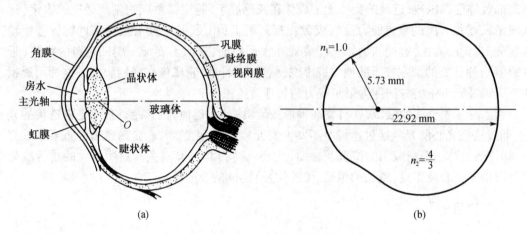

**图 6.28　眼球的水平剖面图与简化眼**

(a)眼球的水平剖面图;(b)简化眼

### 2. 透镜的物理量

通常利用焦度来表示透镜会聚或发散光线的本领,用 $\Phi$ 表示,它可正可负,当 $\Phi > 0$ 时,表示该透镜对光束有会聚作用;$\Phi < 0$,表示该透镜对光束有发散作用。焦度的大小反映了透镜的折射(屈光)本领,$|\Phi|$ 大,折射本领大;反之则小。

若透镜置于折射率为 $n$ 的介质中,其焦度为

$$\Phi = \frac{n}{f} \tag{6.24}$$

若透镜置于空气中,由于 $n = 1$,这时的焦度为

$$\Phi = \frac{1}{f} \tag{6.25}$$

在国际单位制中,透镜焦度的单位为每米($\mathrm{m}^{-1}$),也常用屈光度做单位,其符号为 D,$1\mathrm{D} = 1 \ \mathrm{m}^{-1}$。在日常生活中,常用眼镜的"度"做单位($1\mathrm{D} = 100°$)来表示该眼镜镜片的焦距,其换算方法是眼镜的度数等于其镜片的焦度或屈光度乘以100。例如,焦距为 $-0.5 \ \mathrm{m}$ 的凹透镜所对应的度数为 $-200°$,即 $-2\mathrm{D}$,亦即通常所说的200°近视眼镜片。

### 3. 眼睛的屈光不正及物理矫正

从光学角度看,眼睛是一个具有自动调节功能的变焦度系统,其焦度可以在一定范围内调节,从而可以使远近不同的物体都能在视网膜上成一清晰的像,改变焦度的过程叫作调节,调节是通过睫状肌收缩改变晶状体表面的弯曲程度来完成的。随着年龄的增长,眼睛的调节本领将逐渐减弱。不经调节时,眼睛能看清楚最远物体的位置叫远点;经调节后,眼睛能看清楚最近物体的位置叫近点。每个人眼睛的远点和近点位置各不相同。正常人的眼睛连续工作不至引起过分疲劳的最佳近点位置为25 cm左右,这个距离又称为明视距离。

眼睛休息时,即眼睛不使用任何调节时,来自5 m以外的平行光线,经过眼睛系统的折射后,像方焦点恰好在视网膜上,形成一个清晰的像点,如图6.29(a)所示。我们称这样的

眼睛为正视眼,正视眼的远点为无穷远,近点在明视距离处,调节范围为 0.25 m ~ ∞ ,如图 6.30 所示。若平行光线经过眼的折射,不能恰在视网膜上聚焦者,称为屈光不正,包括近视眼、远视眼、老花眼、散光眼。本实验仅研究近视眼和远视眼的光学特性及物理矫正方法。

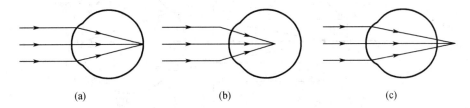

图 6.29 三种眼睛对平行光的折射

(a)正视眼;(b)近视眼;(c)远视眼

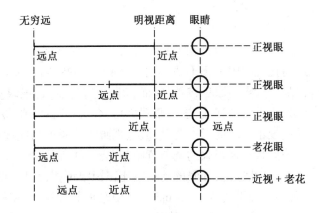

图 6.30 五种眼睛的调节范围比较

(1)近视眼及其矫正

眼睛处于休息状态时,从 5 m 以外来的平行光,经过眼屈光系统折射之后,在视网膜之前聚焦成为像方焦点,而在视网膜上则形成不清楚的像,这种眼睛为近视眼,也称短视眼,因为这种眼只能看近不能看远,如图 6.29(b)所示。

形成近视眼的因素主要有两点:一是眼的前后轴间距过长,或视网膜离光学系统过远,称为轴近视眼;二是眼屈光系统的焦度过大,称为屈光性近视眼。无论哪种因素形成的近视眼,远点都向眼睛方向移动,眼睛的调节范围缩小,如图 6.30 所示。通常把近视眼按程度又分为三类:3.0 D 以内为轻度近视眼,3.0 ~6.0 D 为中度近视眼,6.0 D 以上为高度近视眼。

矫正近视眼屈光不正状态的物理方法是在看远处物体时戴凹透镜,以降低屈光度。凹透镜(近视镜)的作用是将近视眼看不清的无穷远处的物点成像在它能看清的远点处,如图 6.31 所示。由成像公式可得

$$\frac{1}{f} = \frac{1}{\infty} + \frac{1}{-L_1} \tag{6.26}$$

所以,近视眼的焦度为

$$\varPhi = \frac{1}{-L_1} \tag{6.27}$$

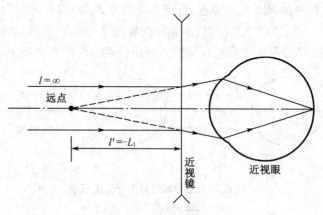

**图 6.31  近视眼的成像**

（2）远视眼及其矫正

眼睛处于休息状态时,从 5 m 以外来的平行光,经过眼屈光系统折射之后,在视网膜之后聚焦成为像方焦点,而在视网膜上则形成不清楚的像,这种眼睛为远视眼,如图 6.29(c)所示。由此可见,远视眼的远点在眼后,对眼睛而言为一虚物点,远视眼只有在调节时才能看清远物;近物发出的光线是发散光线,进入眼睛之后,会聚在视网膜的更后面,因而看近物时眼睛需高度调节,近点较正视眼的近点要远,故远视眼无论看近物或远物,都需调节,眼睛容易疲劳,易引起头痛等症状。远视眼的调节范围如图 6.30 所示。

远视眼中最常见的是轴性远视,即眼的前后轴比正视眼短些,它是眼屈光异常中比较多见的一种。在出生时人的眼轴平均为 17.3 mm。从眼轴的长短来看几乎都是远视,所以婴儿的远视眼是生理性的。以后随着婴儿身体的发育,眼的前、后轴也慢慢增长,待到成年,人眼应当是正视或接近正视。有些人在眼的发育过程中,由于内在(遗传)和外界环境的影响使眼球停止发育,眼球轴不能达到正视眼的长度,因而成年时仍保持婴儿或幼儿时眼球轴长者都属于轴性近视。

远视眼的另一个原因为屈光性远视,它是由于眼睛的焦度过小而产生的。焦度过小可能是由角膜的曲率半径过大引起,如先天性平角膜,外伤或角膜疾病引起的角膜曲率半径的改变;也可能是由于晶状体的屈光度降低所致,如糖尿病者在治疗中引起的病理变化所造成,晶状体向后脱位,先天性晶状体屈光不正常或眼外伤和眼疾……

由于远视眼可以通过眼睛的调节看清远处的物体,但近处的物体则由于眼睛的屈光度不够而无法看清。所以矫正远视眼的物理方法是在看近物时戴凸透镜,以提高屈光度。如图 6.32 所示,凸透镜(远视镜)的作用是将远视眼看不清的近物点(取明视距离)成像在它能看清的近点处,由成像公式可得

$$\frac{1}{f} = \frac{1}{0.25} + \frac{1}{-L_2} \tag{6.28}$$

得到远视眼的焦度为

$$\Phi = \frac{1}{0.25} - \frac{1}{L_2} \tag{6.29}$$

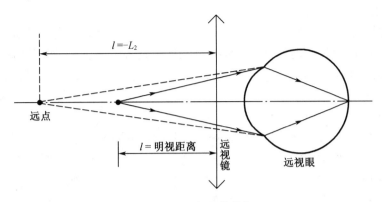

**图 6.32 远视眼的成像**

（3）老花眼

老花眼是老视眼的俗称。老花眼不是眼病，而是正常的生理现象。大约从 45 岁左右开始，人眼的调节能力减退，所以看不清近处物体，近点远移，但看远处物体仍然正常，这时眼的调节范围缩小了，如图 6.32 所示，所以，老花眼只需在看近处物体时戴一副由式（6.29）决定焦度的凸透镜即可。

若老人既是近视又是老花眼，说明眼睛的远点近移，近点远移，如图 6.30 所示，这时就需要戴两种眼镜：看远物时，应戴由式（6.27）决定焦度的凹透镜；看近物时，应戴由式（6.29）决定焦度的凸透镜。

## ［实验内容］

1. 共轴调节

透镜成像存在着像差，成像系统应尽量在近轴区域。为达到上述要求，应使各光学元件的主光轴重合，习惯上称同轴等高，即共轴。

此外，成像系统中的各量，如物距、像距及透镜移动的距离等都是沿着主光轴计算长度的。长度是按光具座的刻度来读取的。为测量准确，透镜主光轴应与光具座导轨平行。共轴调节可分为粗调和细调两步来做。

首先粗调，将各光学元件置于光具座上，并靠拢排列。调节其高、低、左、右，使光源、物屏、透镜、像屏等的中心同高共线并平行于导轨。各元件所在的平面要相互平行且垂直于导轨轴线。

然后再细调，依靠成像规律来判断：将像屏、物屏置于光具座上，使其距离 l > 4f。插入透镜并左右移动其位置，在屏上分别得到放大像和缩小像，调节各元件，使放大像与缩小像的中心重合。如果系统是由多个透镜等元件组成的，均用这种方法使所有像的中心重合在一个位置，则达到了共轴要求。以下所有实验都是在共轴条件下进行的。

2. 模拟正常眼成像过程

（1）将焦距为 200 mm 的薄透镜 A 放在物屏和像屏之间，调节光源、物屏、像屏及薄透镜共轴等高。

（2）将物屏和像屏间的距离调整为 850 mm，调节薄透镜 A 的位置，使像屏上呈现清晰的像，以模拟正常眼睛的成像过程。

3. 模拟近视眼成像过程

(1)将像屏向后移动 50 mm 模拟轴性近视眼成像过程,此时成像会变模糊。将薄透镜 D(焦距为 – 150 mm)放在物屏与薄透镜 A 之间模拟近视眼矫正镜,调节薄透镜 D 的位置,使像屏上所成的像清晰,记录下物屏、薄透镜 A 及像屏(单次测量)的位置,用多次测量(至少五次)记录下薄透镜 D 的位置。

(2)利用高斯公式计算出薄透镜 D 的焦距。

(3)还原正常眼睛的成像过程,将薄透镜 A 换成薄透镜 B(焦距为 150 mm)模拟屈光性近视眼成像过程,此时成像会变模糊,将薄透镜 D(焦距为 – 150 mm)放在物屏与薄透镜 B 之间模拟近视眼矫正镜,调节薄透镜 D 的位置,使像屏上所成的像清晰,记录下物屏、薄透镜 B 及像屏(单次测量)的位置,用多次测量(至少五次)记录下薄透镜 D 的位置填入表 6.10 中。

(4)利用高斯公式计算出薄透镜 D 的焦距。

4. 模拟远视眼成像过程

(1)还原正常眼睛的成像过程,将像屏向前移动 30 mm 模拟轴性远视眼成像过程,此时成像会变模糊。将薄透镜 E(焦距为 600 mm)放在物屏与薄透镜 A 之间模拟远视眼矫正镜,调节薄透镜 E 的位置,使像屏上所成的像清晰,记录下物屏、薄透镜 A 及像屏(单次测量)的位置,用多次测量(至少五次)记录下薄透镜 E 的位置。

(3)利用高斯公式计算出薄透镜 E 的焦距。

(4)还原正常眼睛的成像过程,将薄透镜 A 换成薄透镜 C(焦距为 250 mm)模拟屈光性近视眼成像过程,此时成像会变模糊,将薄透镜 E(焦距为 600 mm)放在物屏与薄透镜 C 之间模拟远视眼矫正镜,调节薄透镜 E 的位置,使像屏上所成的像清晰,记录下物屏、薄透镜 C 及像屏(单次测量)的位置,用多次测量(至少五次)记录下薄透镜 E 的位置填入表 6.11 中。

(5)利用高斯公式计算出薄透镜 E 的焦距。

## [数据记录与数据处理]

表 6.10  模拟近视眼成像过程数据记录表(轴性近视和屈光性近视各画一个)

物屏 P 位置 = _____ mm,薄透镜 A(B)位置 = _____ mm,像屏 P′位置 = _____

| 测量次数 | 1 | 2 | 3 | 4 | 5 |
|---|---|---|---|---|---|
| 薄透镜 D 位置/mm | | | | | |

表 6.11  模拟远视眼成像过程数据记录表(轴性远视和屈光性远视各画一个)

物屏 P 位置 = _____ mm,薄透镜 A(C)位置 = _____ mm,像屏 P′位置 = _____ mm

| 测量次数 | 1 | 2 | 3 | 4 | 5 |
|---|---|---|---|---|---|
| 薄透镜 E 位置/mm | | | | | |

## [注意事项]

1. 透镜要轻拿轻放,尽量避免用手触摸透镜表面,严禁用任何物体划透镜。

2. 安装透镜时一定要小心,确保透镜被牢固的安装在透镜夹上,切勿将透镜掉在地上。

3. 透镜使用完毕后,用透镜纸将其包好,并按照实际焦距放回贴有焦距标签的塑料袋中,切勿乱放。

[思考题]

1. 试问是否可以利用自准直法测量凹透镜的焦距? 若可以,请设计之,且给出测量的实验光路图。

2. 在利用二次成像法测量透镜焦距时,为何要选择物屏与像屏之间的距离满足一定的条件? 试用数学式子表达出来,此法有何优点?

3. 分析实验结果,估算实验所测得的近视眼镜片焦距的不确定度。

4. 试用最简单的方法来辨别凸透镜和凹透镜。

5. 制作物屏时为什么要使用毛玻璃? 能否用普通玻璃代替? 你能找到哪些物品来代替毛玻璃?

6. 在测量凹透镜焦距时,为何要选择凸透镜焦距的数值小于凹透镜焦距的数值?

7. 除了配镜矫正屈光度不正以外,目前还有哪些矫正技术,且分析其物理原理。

8. 通过实验,请总结一下如何调节透镜的光轴与光具座的导轨平行,且使物平面与光轴垂直?

9. 人们为何喜欢用毛玻璃屏或白幕看实物? 试问能直接用眼睛看到实物吗? 为什么?

# 第7章 近代物理学实验

## 实验30 放射性强度的测量

**[实验目的]**

1. 学会用相对比较法测定放射性强度。
2. 熟悉定标器的使用方法。
3. 了解计数器的坪特性曲线及测定方法。

**[实验仪器]**

实验仪器包括自动定标器、盖革-缪勒计数管、计数管前置探头、标准源、待测样品等。

1. 盖革-缪勒计数管的坪特性曲线

计数管在受到不变的放射源照射时,所测得的计数率随计数管的电压不同而发生变化。图7.1表示的是计数率和电压的关系,称为计数管的坪特性曲线。当电压很低时计数管不计数,电压增加到一定值 $U_0$ 即 $A$ 点时计数管开始计数,$A$ 点的电压 $U_0$ 称为阈电压。随着电压的增加计数率也增加,当计数管的电压继续增加,自 $B$ 点至 $C$ 点这一段,计数率几乎不随电压改变,此段电压差 $(U_2 - U_1)$ 称为计数管的坪。当计数管电压超过 $U_2$ 以后,计数率随电压的增加将急剧上升,这时

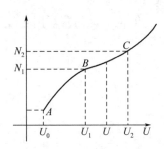

**图7.1 坪特性曲线**

用以防止因正离子撞击而产生的连续放电的管内淬灭气体已逐渐失去淬灭作用,因而管内发生连续放电,连续放电会缩短计数管的寿命。

计数管的坪越长特性越好,计数管的电压 $U$ 一般选在坪中央。坪的斜率通常以每伏(或每百伏)计数率的增加百分比来表示,即

$$坪的斜率 = \frac{(N_1 - N_2)/N_1}{U_2 - U_1} \times 100\% \tag{7.1}$$

特性好的计数管坪的斜率比较小,一般小于5%。

2. 自动定标器

本实验所用的计数器为自动定标器,它具有正(或负)的高压输出,和盖革-缪勒计数管的探头配合使用,如图7.2所示。这样可以进行放射性强度的测量。图7.3是FH-408型自动定标器的控制面板图。

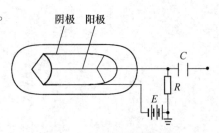

**图7.2 自动定标器线路图**

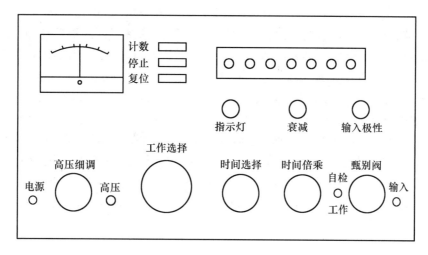

**图 7.3　FH - 408 型自动定标器的控制面板图**

探头高压由自动定标器后盖板上的"高压输出"处输给,再通过电缆线将探头的脉冲信号输入到后盖板的"探头输入"处。根据探头对高压的要求,分别调节后盖板上的"高压极性"和"高压粗调"开关,注意"高压粗调"只改变高压电源的电压数值,并不改变定标器面板上伏特计的量程,也就是说,高压粗调放到 1 kV 时,面板上伏特计的指针最大只能指到满刻度的一半左右,不要将电压读数弄错而损坏计数管。

仪器内部的 10 kHz 石英谐振器作为本仪器的时间基准,经过整形后输出的 10 kHz 信号送入十分频板,逢十或十的幂数送出一个负跳变进行关闭控制门电路,使仪器停止计数,所以可根据需要自行选择不同的时间间隔。面板上的小指示灯是用来表示仪器在进行计数还是停止工作,计数时指示灯亮,停止时指示灯灭。仪器设有"自动""半自动""手动"三种工作状态,"自动"时仪器可以自动停止、自动复位、重复进行计数,"半自动"时仅能自动停止,"手动"时一切可由人工操作。

### [实验原理]

放射性现象是放射性元素的原子核自发地转变成为另一种原子核,同时释放出射线的衰变现象。天然放射性元素放出的射线有三种:α 射线、β 射线和 γ 射线。这些射线具有能使气体电离、激发荧光、使照相机底片感光、具有可见光所不能穿透一些物体的作用和可破坏细胞组织等性质。对具有一定质量的一种放射性元素来说,单位时间内发生衰变的原子核数称为放射性强度,它的国际单位为贝克勒尔,计作 $B_q$,1 $B_q$ 定义为每秒有一个核衰变。目前人们常用的旧单位是居里,计作 Ci,1 Ci $= 3.7 \times 10$ $B_q$。

计数管是用来测量放射性元素的重要仪器之一。图7.4 表示的是最常用的计数管,即盖革 - 缪勒计数管的结构。一般计数管是密封的玻璃管,管内有一条沿轴拉直的细钨丝做的阳极,玻璃管内壁涂有一层很薄的导电物质或另外放进一个金属圆筒作为阴极,管内有低压的惰性气

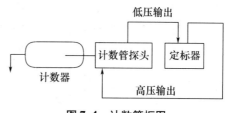

**图 7.4　计数管框图**

体,压强为几千帕。两极间所加的电位差略低于管内气体的击穿电压。当一个射线粒子进入盖革－缪勒管后,管内气体将被电离。在电场作用下,正离子向阴极移动,而电子则向阳极移动,正离子质量较大,运动较慢,而电子质量小可以获得较大的速度,而且越接近阳极电场速度越大,加速度也越大。因此,电子在气体中由于碰撞而产生很多的次级电子和正离子,次级电子到达阳极附近形成雪崩式增值,即一个入射带电粒子可以引出百万个或更多的电子达到阳极,产生放电现象,使阳极电热下降,然后再恢复,此时两极之间就流过一股脉冲电流,在电阻 $R$ 上产生一次脉冲电压,通过定标器对脉冲进行次数测量就可以测出放射性强度。

本实验采用相对比较法测定放射性强度,即利用一个已知放射性强度为 $I_p$ 的标准源,在相同的条件下测量出标准源的脉冲计数率 $N_s$ 和待测源的脉冲计数率 $N_p$。由于源的放射性强度和计数率成正比,可以通过比较所测量的结果,求得未知源的放射性强度,即

$$\frac{I_s}{I_p} = \frac{N_s - N_0}{N_p - N_0}$$

所以

$$I_p = \frac{N_p - N_0}{N_s - N_0} \times I_s \tag{7.2}$$

注意,在计算时脉冲计数率必须减去本底计数率 $N_0$。所谓本底就是由于大气中的宇宙线、周围环境存在的放射性物质以及仪器本身的噪音等所产生的计数。采用相对比较法时,标准放射源和待测放射性样品应是同一类物质,而且强度的差别不应很大,源的几何形状厚薄、大小及托片材料等也应相同,以避免因立体角、自吸收、自散射及散射等因素不同引起差异。

[ **实验内容** ]

1. 定标器的自检

(1)高压调节旋钮逆时针转到最低位处,接通电源,数码管亮。

(2)仪器开关放于"自检"位置,将工作选择分别置于"自动""半自动""手动"状态,检查仪器是否工作正常,然后将"自检"置于"工作"位置。

(3)打开高压开关,高压电压表有指示,并可以用"高压细调"来进行调节;

(4)选用"手动"状态,按下"计数"后,当送入外给信号后调节甄别阀,当阈电压低于外给脉冲峰值时仪器应能正常工作;当阈电压高于外给脉冲峰值时仪器应不计数,则说明仪器工作正常。

2. 测定计数管的坪特性曲线

(1)将圆柱形计数管安装在支架上,并按图 7.4 将计数器、计数管前置探头和定标器连接起来,注意极性,防止损坏计数管。

(2)将定标器前面板上的输入极开关置于"－",衰减开关置于"1∶1",高压细调旋钮逆时针到底,后盖板上的高压极性开关置于"＋"。高压量程按计数管种类而定,本实验选用 1 kV。定标器的甄别阀调到 1 V 左右。因计数管输出脉冲幅度较大(几伏至十几伏),计数管探头的放大倍数开关可选择"×1"挡。

(3)将放射源放在样品盘上,调节样品盘位置,使之靠近计数管。打开高压开关,待电表指针稳定后,细调高压,从 0 逐渐增加电压,观察在什么电压值下计数管开始工作,并计下此电压值 $U_0$。

（4）从 $U_0$ 开始测定计数率，每增加20 V 测量一次脉冲数，每次测量时间为 30 s，列表记下每改变一次计数管电压值 $U$ 时的相应脉冲数 $N$，计算出计数率 $N/0.5$，直到计数率有明显增加为止，此时应降低高压，以免损坏计数管。

（5）以计数率为纵坐标，计数管电压为横坐标，做计数管的坪特性曲线，根据式（7.1）计算出坪的斜率，并确定工作电压。

（6）拿出放射源，测量技术管的本底计数率 $N_0$，测量时间为 5 min，测量两次后取平均值 $N_0$。

3. 测量样品的放射性强度

（1）将标准源放入样品盘上，将"高压细调"调至工作电压，测出标准源的计数率 $N_s$，每次测量 5 min，测两次后取平均值 $N_s$。

（2）取出标准源，换入样品，测量样品的计数率 $N_p$，每次测量 5 min，测量两次后取平均值 $N_p$。

（3）将测出的 $N_0$，$N_s$，$N_p$ 和已知的 $I_s$ 代入式（7.2）中，求出样品的放射性强度 $I_p$。

（4）测量完毕先关高压，后关电源。

**[预习要求]**

1. 弄清楚放射性强度的概念以及如何利用相对比较法测量的实验原理和公式。

2. 预先设计出测量坪特性曲线和放射性强度的两个实验记录表格。

# 实验 31　核磁共振实验

**[实验目的]**

1. 了解核磁共振实验现象及原理。

2. 掌握测核磁比的方法。

3. 学会用核磁共振精确测定磁场的方法。

**[实验仪器]**

实验仪器包括核磁共振仪、频率器、示波器和样品。

**[实验原理]**

核磁共振（Nuclear Magnetic Resonance，NMR）是指自旋磁矩不为零的原子核，在外磁场中，其核能级将发生分裂。若再有一定频率的电磁波作用于它，分裂后的核能级之间将发生共振跃迁的现象。

原子核基态的重要特性表明原子核不是仅有一个质点而是有电荷分布，还有自旋角动量和磁矩，据此才会发生核磁共振现象。

1. 相关概念

（1）核自旋角动量

原子核和电子一样自旋，其自旋角动量的大小为

$$p = \sqrt{I(I+1)}\hbar \tag{7.3}$$

式中, $\bar{h} = h/2\pi, h = 6.626 \times 10^{-34} \text{ J} \cdot \text{s}; I$ 为核自旋量子数, 只与核的种类有关(取整数或半整数), 本实验涉及的氢核($^1$H,质子)和氟核$^{19}$F 的自旋量子数 $I$ 为 $1/2$。

原子核的自旋角动量在空间某一方向, 例如 $z$ 方向的分量也不能连续变化, 只能取离散的数值, 即

$$p_z = m\bar{h}$$

式中, $m$ 称为核自旋磁量子数, 只能取 $I, I-1, \cdots, -I+1, -I$ 共 $(2I+1)$ 个数值。

(2)核磁矩

因核内存在电荷分布, 具有自旋角动量 $p$ 的原子核, 还具有与之相联系的核自旋磁矩 $\mu$, 其大小为

$$\mu = g\frac{e}{2M}p$$

式中, $e$ 为质子的电荷; $M$ 为质子的质量; $g$ 称为原子核的朗德因子。$g$ 由原子核结构决定, 对不同种类的原子核, $g$ 的数值不同(可能是正数, 也可能是负数)。因此, 核磁矩的方向可能与核自旋角动量方向相同, 也可能相反。

由于核自旋角动量在任意给定的 $z$ 方向只能取 $(2I+1)$ 个离散的数值, 核磁矩在 $z$ 方向也只能取 $(2I+1)$ 个离散的数值, 即

$$\mu_z = g\frac{e}{2M}p_z = gm\frac{e\bar{h}}{2M}$$

式中, $\dfrac{e\bar{h}}{2M} = \mu_N = 3.15 \times 10^{-14} MevT^{-1}$, 称为核磁子。原子核的磁矩通常用核磁子作为单位, 故

$$\mu_Z = gm\mu_N \tag{7.4}$$

核磁矩的大小为 $\mu = \sqrt{I(I+1)}\mu_N$。

(3)核的磁旋比

原子核的磁矩与自旋角动量之比, 称为核的磁旋比。其大小和符号决定于核的内部结构和特性。

$$\gamma = \frac{\mu}{p} = g\frac{e}{2M}(\text{或} \gamma = \frac{\mu_Z}{p_z}) \tag{7.5}$$

氢核($^1$H)的磁旋比 $\gamma = 2.675 \times 10^8 \text{ A} \cdot \text{m}^2/(\text{J} \cdot \text{s})$。

(4)实现核磁共振的条件

核磁共振是原子核在外磁场 $B_0$ 和与之垂直的射频磁场 $B_1$ 同时作用下, 且满足一定条件时所发生的共振。这个条件就是

$$\Delta E = h\nu_1 = \gamma\bar{h}B_0$$

即射频场的频率满足的共振条件为

$$\nu_1 = \frac{\gamma}{2\pi}B_0 \tag{7.6}$$

如果用角频率 $\omega = 2\pi\nu$ 表示, 共振条件可写成

$$\omega_1 = \gamma B_0 = \omega_0$$

式中, $\omega_0$ 为共振频率, 其大小决定于核的旋磁比 $\gamma$ 和外磁场 $B_0$ 的强弱。若已知原子核的 $\gamma$, 测出共振时相对应的射频场频率 $\nu_1$, 就可求出待测磁场, 即

$$B_0 = \frac{2\pi}{\gamma}\nu_1 \tag{7.7}$$

反之,若 $B_0$ 已知,通过测量未知原子核的共振频率,便可求出待测原子核的 $\gamma$ 值和 $g$ 因子,即

$$\gamma = 2\pi\frac{\nu}{B_0}$$

$$g = \frac{h}{\mu_N}\frac{\nu}{B_0} \tag{7.8}$$

以氢核为例。因其核自旋磁量子数 $m = \pm 1/2$,若原子核处在外磁场 $B_0$ 中,原有的核能级 $E$ 就分裂为两个子能级 $E_-$ 和 $E_+$,两个子能级间的能量间隔为 $\Delta E = \gamma\bar{h}B_0$。磁场越大,能级差越大。如果在垂直于 $B_0$ 的方向同时再加一交变射频磁场 $B_1$,即 $B_1(t) = B_1\cos\omega_1 t$,并且其量子能量 $\bar{h}\omega_1$ 刚好等于原子核两相邻子能级的能级差 $\Delta E$,根据量子力学的选择定则,处于低子能级上的原子核就将吸收交变磁场的能量,跃迁到高子能级,即发生核磁共振。已知氢核的 $\gamma$ 值,测出射频场的频率 $\nu_1$ 值,就可求出待测磁场 $B_0$。

2. 观测核磁共振信号的方法

研究核磁共振有两种方法。用连续的射频场 $B_1$ 作用到核系统上,观察核对频率的响应信号,称为连续波法或稳态方法。用射频脉冲作用在核系统上,观察核对时间的响应信号,称为脉冲方法。脉冲法有较高的灵敏度,测量速度快,但需要进行快速傅里叶变换,技术要求高。

响应信号分为色散信号和吸收信号,吸收信号比较容易分析理解。对信号的检测又可分为感应法、平衡法和吸收法。当共振时,测量核磁矩吸收射频能量而在附近线圈中感应到信号,则为感应法;测量由于共振使电桥失去平衡而输出的电压即为平衡法;直接测量由于共振使射频振荡线圈中负载发生变化的为吸收法。本实验用连续吸收法通过示波器来观察核磁共振现象。

为了用示波器观测核磁共振的吸收信号,就必须对共振条件中的量进行扫描,使核磁共振信号交替出现。这里有两种完全等效的方法:一种是扫频法,即保持外磁场 $B_0$ 不变,连续改变交变射频场的频率 $\omega_1$,从而使共振条件得到满足;另一种是扫场法,即固定交变射频场的频率 $\omega_1$,连续改变外磁场的大小,使共振条件得到满足。扫描时,若示波器仍使用内部的锯齿波扫描信号,称内扫法(等间距法)。此时调节射频频率或外磁场,可观察到等间距的共振信号。若示波器与调制场进行同步扫描,称外扫法(对称法)。此时调节射频频率或外磁场,可观察到对称的共振信号。

实验时,样品放在边限振荡器的探测线圈中(实验装置图 7.5)。探测线圈既向样品提供交变射频磁场 $B_1$(其方向与待测磁场方向相互垂直),又能探测样品对交变场的能量吸收。

在共振状态附近,由于样品吸收交变场的能量发生核磁共振,样品的磁化率分量的大小发生了变化,这就使探测线圈的电感 $L$ 也跟着发生变化,从而使探测线圈的品质因数 $Q$ 值(取决于电路参数 $R,L,C$ 的大小)有所改变,结果导致边限振荡器的输出幅度发生变化。通过探测电路将此变化在示波器上显示出来,就可观测到核磁共振的吸收信号。

[实验装置]

实验的装置由永久磁铁、边限振荡器、探头及样品、频率计、示波器等组成(图 7.5)。

永久磁铁由磁头及主线圈和扫场线圈组成，主线圈通以稳恒电流产生 $B_0$，改变电流大小或磁极间距离，可以改变 $B_0$ 的大小。扫场线圈通以 50 Hz 交流电流，产生一个方向与 $B_0$ 平行、幅度可调的交变低频调制磁场（扫描磁场）$B'$，用于观察共振信号。扫场的幅度可通过可调变压器调节。因此样品所在的实际磁场为 $B = B_0 + B'$。如射频场的角频率 $\omega_1$ 是在 $\omega_0$ 的变化范围内，则当 $B'$ 变化使 $B_0 + B'$ 扫过 $\omega_1$ 所对应的共振磁场

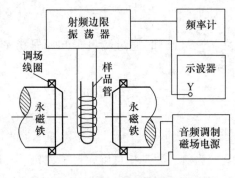

**图 7.5　核磁共振实验装置图**

$B = \dfrac{\omega_1}{\gamma}$ 时，则发生共振，从示波器上观察到共振信号。改变 $B_0$ 或 $\omega_1$ 都会使信号位置相对移动。

在本实验中，提供两个探头，其中一个的样品为硫酸铜水溶液，另一个为固态的聚四氟乙烯。探头由电路盒和样品盒组成，在样品盒中液态样品装在玻璃管中，固态样品做成棒状。在玻璃管或棒状固态样品上绕有线圈，这个线圈就是一个电感，可兼作探测共振信号的线圈。

将线圈置于磁隙间且使轴线垂直于 $B_0$，线圈两端的引线与电路盒中的元件组成振荡电路。当电路振荡时，线圈中即有射频场产生并作用于样品上。电路盒中的振荡器不是工作在振幅稳定的状态，而是工作在刚刚起振的边际状态，因此称为边限振荡器。这时电路参数的任何改变都会引起工作状态的变化。当共振发生，样品要吸收射频场的能量，使振荡线圈的品质因数 $Q$ 值下降，$Q$ 值的下降将引起振荡幅度的较大变化。表现为振荡波形包络线发生变化，这种变化就是共振信号，经过检波、放大，由"检波输出"端与示波器连接，即可从示波器上用"等间距法"或"对称法"观察到共振信号。振荡器未经检波的高频信号由"频率输出"端直接输出到数字频率计，从而可直接读出射频场的频率。

电路盒正面面板除了电源开关外，还有频率调节和幅度调节旋钮，适当调节旋钮可以使共振吸收的信号最大。电路盒背面的"频率输出"与数字频率计连接，"检波输出"与示波器连接。

**［实验内容］**

1. 用核磁共振稳态吸收法测量磁场强度

(1) 了解核磁共振的基本原理和实验方法。

(2) 连接实验线路，进行仪器调整。

(3) 观察 NMR 现象，掌握测量共振频率的实验方法。

(4) 用频率计测出 $^1$H 核和 $^{19}$F 核的共振频率 $\nu_H$ 和 $\nu_F$。

(5) 计算 $B_0$，做 $B_0 - D$（$D$ 为磁极间隙）曲线。

2. 计算氟核 $^{19}$F 的旋磁比 $\gamma_F$、核磁矩 $\mu_F$ 和朗德因子 $g_F$，并与参考数据进行比较（略）

**［思考题］**

1. 何谓核磁共振现象？在哪些物质中可以产生核磁共振现象？

2. 如何确定对应于磁场为 $B_0$ 时核磁共振的共振频率 $\nu_0$？

3. $B_0$，$B_1$，$B'$ 的作用是什么？如何产生，它们有什么区别？

# 实验 32　光 电 效 应

## [实验目的]

1. 了解光的量子性。

2. 利用爱因斯坦方程，测出谱朗克常数 $h$。

## [实验仪器]

实验仪器包括光电管、低压汞灯、干涉滤光片、数字万用表、微电流计等。

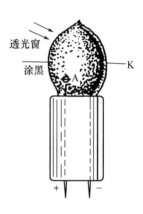

**图 7.6　GDB－1 型真空光电管结构图**

光电管选用国产的 GDB－1 型真空光电管，其结构如图 7.6 所示，阴极 K 就在玻璃泡的内壁上，阳极 A 为一金属圆筒。为了避免阳极产生反向电流，首先应避免光直接射在阳极上，故把接近阳极 A 处的玻璃泡的壁都用石墨涂黑，只留下顶端一部分作为入射窗口，但有时阴极 K 表面的反射光仍然能反射到阳极 A 上产生反向电流，所以还要转动光电管改变入射光的方向，使入射光能反射到 A 上去，这样可使反向电流小到可以忽略的程度。

## [实验原理]

金属在光的照射下释放电子的现象称为光电效应，被释放
的电子亦称光电子。观察光电效应的实验装置如图 7.7 所示。用单色光照射光电管阴极 K，于是光电子在电场的加速作用下向阳极 A 迁移，在回路中形成光电流，通过实验可以确定光电流与入射波长、光强具有如下关系：

（1）当入射光的波长不变时，光电流的大小与入射光的强度成正比；

（2）光电子的最大初动能与入射光的强度无关，与入射光的频率有关，频率越高光电子的动能就越大；

（3）对于任何金属材料都有一个相应的截止频率 $\nu_0$（亦称红限频率），当入射光的频率小于 $\nu_0$ 时，无论光强多么大，照射时间多么久，也不能产生光电流。

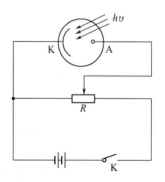

**图 7.7　光电效应实验装置图**

显然，上述实验现象无法用电磁理论来解释，而爱因斯坦认为光是由光子组成的粒子流。每个光子的能量为 $\varepsilon = h\nu$（$h$ 为普朗克常数，$\nu$ 是光子频率）。光子的多少决定于光的强弱。当光照射金属表面时，金属中的电子只有吸收了光子能量后，才能逸出表面而形成光电

子。因此,光子能量的一部分转化为使电子从金属表面逸出时必须做的功 $W$(逸出功),另一部分能量便转化为光电子的最大动能,于是有

$$h\upsilon = \frac{1}{2}m\upsilon_{\mathrm{M}}^2 + W \qquad (7.9)$$

式中,$m$ 为光电子质量;$\upsilon_{\mathrm{M}}$ 为光电子的最大速度。式(7.9)称为爱因斯坦方程,它说明光电子的动能只取决于光的频率,且只有当

$$\upsilon \geqslant w/h = \upsilon_0 \qquad (7.10)$$

时,才能使光电子逸出金属表面。故截止频率取决于金属材料的逸出功。一般碱金属的逸出功较低,故常用于光电效应实验。

实验中将采用"减速电位法"来验证爱因斯坦方程,并由此求出 $h$。由实验原理线路图可见,光子 $h\upsilon$ 射到 K 上打出光电子,当 A 加正电位 K 加负电位时光电子就被加速,而 K 加正电位 A 加负电位时光电子被减速。若所加的负电位 $V = V_0$,$V_0$ 满足方程

$$\frac{1}{2}m\upsilon_{\mathrm{M}}^2 = eV_0 \qquad (7.11)$$

光电流将为零,$V_0$ 称为截止电位,光电流和电压的关系如图 7.8 所示,由式(7.11)和式(7.9)可得

$$eV_0 = h\upsilon - W \qquad (7.12)$$

改变入射光的频率 $\upsilon$,可测得不同的截止电位 $V_0$,作 $V_0 - \upsilon$ 图(图 7.9)可得一条直线,此直线的斜率为

$$\tan\theta = \frac{\Delta V_0}{\Delta \upsilon} = \frac{h}{e}$$

式中,$e$ 为电子电荷,$e = 1.6 \times 10^{-19}$ C。由此式即可算出 $h$。

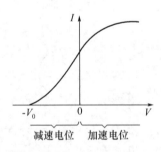

图 7.8  光电流和电压的关系

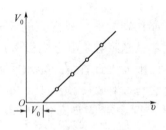

图 7.9  $V_0 - \upsilon$ 图

实际上所测的光电流和电压的曲线较图 7.8 所示的要复杂得多,主要是由两个因素影响所致。

1. 暗电流和本底电流

光电管没有受到光照时也会产生电流,称为暗电流,它是由于热电子发射,光电管管壳漏电等原因造成的。本底电流是因为室内各种漫反射光射入光电管所致,它们均使光电流不可能降为零,且随电压的变化而变化。

**2. 反向电流**

由于制作时阳极 A 上也往往溅射有阴极材料,所以当光射到 A 上或由 K 漫反射到 A 上时,A 也有光电子发射,当 A 加负电位,K 加正电位时,对 K 发射的光电子起了减速作用,所以 $I - V$ 关系就如图7.9所示,为了精确地确定载止电位 $V_0$,就必须去掉暗电流和反向电流的影响。使 $I - V$ 的关系附合图 7.10 的情况,以便由 $I = 0$ 的位置来确定 $V_0$。

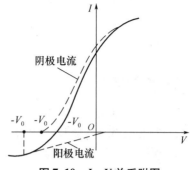

图7.10　$I - V$ 关系附图

### [实验内容]

1. 根据图 7.7 设计实验电路,要求对光电管施以加速电位或减速电位。

2. 光源用低压汞灯,为了选取可见光中较强的四条谱线(404.7 nm,435.8 nm,546.1 nm,577.0 nm),备有相应的干涉滤光片以及聚光透镜等。实验前应考虑一下光路怎样安排为好。为了减小阳极电流,还应考虑避免阳极受汞灯及室内杂光的直接照射。在分别测定各波长的载止电位 $V_0$ 后,作 $V_0 - v$ 图,若图线为直线,则爱因斯坦方程就得到了验证,并由 $h$ 的理论值求相对误差。

3. 加速电位或减速电位均用数字万用表测量,由于反向光电流很小,为 $10^{-13} \sim 10^{-12}$ A,故用微电流计来测量该电流值。

### [注意事项]

1. 本实验的关键是调节入射光的方向使反向电流可忽略不计,否则就不能准确判断截止电压值,故开始时使减速电压远大于截止电压(2.5 V),这时光电流应为零,如这时微电流计有指示,则表示有反向电流,我们可以旋转屏蔽盒使电流计指示为零,再把减速电压降为零,这时应有光电流,电流计也有指示,从 0 V 开始每隔 0.1 V 测一个光电流值(用 mV 数做相对指示即可),一直测到截止电压为止。在截止电压附近光电流很小,应反复、多次地判断光电流为零时的电压值,稍不注意就能引起很大的误差。

2. 用 404.7 A,4 358 A,5 770 A 和(换用钠光灯的)5 893 A 四个滤光片分别测出各个谱线的 $I - V$ 关系,并定出对应的截止电压 $V_0$。注意:每换一次滤光片都必须重新调节入射光的方向,使反向电流为零。

### [思考题]

1. 试定性解释 $V - I$ 曲线的饱和部分、光电流逐渐减小部分及截止电位形成的原因。

2. 试述"减速电位法"测量光电子的功能,及普朗克常数产生系统误差的原因。

### [预习要求]

1. "减速电位法"测量光电子最大动能的原理是什么?

2. 自行仪器调整、安排实验步骤、设计数据表格。

# 实验 33　全息照相

## [实验目的]

1. 了解全息照相的基本特点和原理。
2. 学习拍摄全息照片的技术。
3. 学会全息照片的再现方法。

## [实验仪器]

实验仪器包括全息实验台、He－Ne 激光器、分束板、反射镜、扩束镜、全息干板、干板夹、x 板、待摄物、米尺、照相冲洗设备、磁底座等。

## [实验原理]

### 1. 全息照相与全息照相技术

由光的波动理论可知,任何物体表面所发生的光波都可以看成是由其表面上各物点所发出球面波的总和,即

$$X = \sum_{i=1}^{n} A_i \cos(\omega_i t + \varphi_i - \frac{2\pi r_i}{\lambda_i})$$

式中,$A_i$ 为振幅;$\omega_i$ 为圆频率;$\lambda_i$ 为波长;$\varphi_i$ 为波源的初相。

任何一定频率的光波都包含着振幅($A$)和相位$\left(\omega t + \varphi - \frac{2\pi}{\lambda}\right)$两大信息,普通照相记录的只是物体光波的振幅,而不能记录光波的相位,因此,普通照相技术是二维光强分布的平面像。全息照相是用光的干涉的方法,以干涉条纹的形式记录物体光波的全部信息,用衍射的方法再现物体光波的两步成像法,从而得到物体十分逼真的立体像。

全息照相的基本原理是波的干涉。所以,除光波外,对其他的波如声波、超声波等也都适用。

### 2. 全息照相的记录过程

由物理光学可知,利用干涉的方法,以干涉条纹的形式就可以记录物光波的全部信息。拍摄全息照相的光路如图 7.11 所示。He－Ne 激光器 1 发出的激光通过分束镜 2 分为两束光。其中透过分束镜 2 的光束由反射镜 3 反射后再经扩束镜 4 后照在物体 5 上,由物体慢反射到全息干板 6 上。一般称这一束光为物光。另一部分光经分束镜 2 反射,再经反射镜 8 反射后由扩束镜 7 照在全息干板 6 上,称这束光为参考光。因为激光在空间和时间两方面都具有很好的相干性,所以在全息干板上相遇的两束光,在每一点都有确定的相位关系,

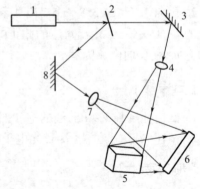

**图 7.11　全息照相光路图**
1—He－Ne 激光器;2—束镜;3—反射镜;
4—扩束镜;5—物体;6—全息干板(照相底片);
7—扩束镜;8—反射镜

从而全息干板上的干涉条纹就记录下光的强度 $I$（即振幅 $A$）和相位 $\varphi$，即所谓全部信息。

全息干板记录三维全息图像的原理如图 7.12 所示。假设参考光是垂直于干板表面的平面波，物光是物体上各点发出的球面波。参考光到达干板时振幅和相位是由光路确定的，与被摄物体无关；物光射到干板时振幅和相位都与物体表面上各点分布和漫反射的性质有关。从不同物点发出的物光的光程（相位）不同，因而参考光与物光干涉的结果与被摄物体有对应关系。物体表面的物光光波看成是由无数物点发出的物光光波的总和。干板上记录的干涉图样

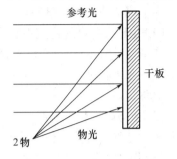

图 7.12　全息照相原理图

就是这些物点所发出的复杂的物光与参考光相互干涉结果。一个物光形成一组干涉条纹与其他物点所发出的物光形成的干涉条纹的疏密、走向、反差等分布均不相同。由这些干涉条纹叠加在一起，就形成了全息图。

3. 全息照相的再现过程

我们知道，人之所以能看到物体，是因为从物体发出或反射的光波被人的眼睛所接收。所以，如果要想从全息照相的"照片"上看原来物体的像，直接观察"照片"是看不到的，而只能看到复杂的干涉条纹。如果要想看到原来的物体的像，则必须使"照片"能再现原来物体发出的光波，这个过程就称为全息照相的再现过程。这一过程所利用的是光栅衍射原理。

再现过程光路如图 7.13 所示。由 He－Ne 激光器发出的激光经扩束后照射在全息照片——经过显影的全息干板的乳胶面上，经干涉条纹形成光栅的衍射，形成了两个像。对于虚像，可以用肉眼沿着被摄物原来放置的方向即可观察到。而实像则在干板另一侧，须经投影到屏幕上或用会聚透镜经二次成像才可观测到。

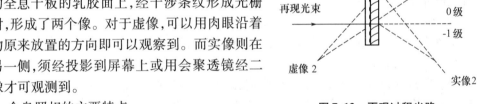

图 7.13　再现过程光路

4. 全息照相的主要特点

（1）具有显著的视差特性，其三维立体图像形象逼真。

（2）具有可分割性。全息照片被分成几块，仍可在每一块上观察到被摄物体的完整形象。

（3）可以调节被摄物的亮度。因为再现光束为入射光的一部分，所以入射光越强，再现的像就越亮。

（4）同一张全息干板可以进行多次重复曝光，而在再现时各种图形互不干扰。方法是在每次曝光前改变全息干板、参考光束和被摄物体三者之间的相对位置后，再进行曝光。

（5）全息照片在再现时要进行放大或缩小。用波长不同于拍摄时所用激光波长的激光照射全息照片，就可以看到放大或缩小的像。

正是由于以上特点，全息照相技术才能在广泛的领域得到应用。例如，利用全息照相的体视特性，可做三维显示、立体广告等；利用全息照相的可分割性和多重记录特性，可做信息存储、全息干涉计量等。

5. 拍摄系统的技术要求

为了成功地拍摄全息照片,拍摄系统必须具备以下要求:

(1)全息实验台的稳定性要求特别高。如果物光与参考光的光程稍有不规则的变化,就会使图像模糊不清。因此,拍摄前对防震台各元件必须进行检查,看是否牢固,在拍摄过程中手不要接触全息台,要避免室内空气扰动,更不要在室内走动、开关门等,以保证干涉条纹无漂移。

(2)要有好的相干光源。一般实验室中常采用 He - Ne 激光器作为光源。同时物光和参考光和光程差要符合相干条件。通常使两者光程大小相等。

(3)物光和参考光的光强比要合适。一般以 1∶4 到 1∶10 为宜,两者间的夹角不要过大,因夹角越大,干涉条纹间距越小,条纹越密,对感光材料分辨率的要求也越高。

(4)干板依靠条纹记录信息,要求感光材料具有极细的银盐颗粒、分辨率高等特点,因此不能使用普通的照相底板。

[实验内容]

1. 全息照片的拍摄

(1)按图 7.11 布置光路,并合理调整光路,使各元件等高,使参考光均匀照亮胶片夹上白色屏,使入射光均匀照亮被摄物体,而其漫反射光能照射到白色屏上。调节两束光的夹角,一般两束光的夹角小些比较容易拍摄成功,但在观察时,零级衍射光的干扰就比较难以避开,天津感光胶片厂的全息 I 型干板分辨率可达 300 条/毫米左右,这样夹角选择 60°左右为宜。使物光和参考光的光程大致相等,最多不能相差 3 cm,选择合适的分束镜,使物光与参考光的光强比为 1∶4 左右。

(2)在全暗条件下,将干板装在干板夹上,静候数分钟,待整个光学系统稳定后在进行曝光。曝光时间一般在 10 s 左右。然后关闭激光光源,取下胶片用墨纸包好。

2. 全息照片的冲洗

全息干板曝光后要经过显影、水洗、定影、水洗的处理,过程与普通照相过程类同。常用的显影液为 D19,D72 及 D76 等,定影液为 F5,对 6 328 埃的 He - Ne 全息干板可在暗绿光下操作,显影时间要根据曝光时间、光强、显影液的温度及浓度来决定。一般以观察干板底片黑度为 0.6 左右为宜。此时透光观察底片呈灰色。经冲洗后的全息底片,为了增加衍射效率,可以进行漂白处理。漂后的底片不能长期保存,另外,干板经冲洗后要收缩变形,可用甲醇浸泡恢复原状。底片烘干后在白炽灯下观看,若有干涉条纹,说明拍摄冲洗成功。

3. 全息照片再现现象的观察

如图 7.13 所示观察全息照片。将全息底片旋转在底片架上,乳胶面朝光,来回慢慢转动底片架座,可在某一角度下清晰地看到物的虚像,观看时,眼睛要上、下、左、右及前后移动,仔细观察虚像的位置大小、特征及其视差效应,体会全息照片的视差特性。再用带孔的纸片覆盖在"照片"上观察再现虚像,并改变小孔覆盖部位,体会全息照相的可分割性。详细记录观察结果。

[注意事项]

1. 为了保证全息照片的质量,应使各光学元件保持清洁。如果光学元件表面被污染或有灰尘应按实验室规定的方法处理,切忌用手、手帕或纸等擦拭。

2. 调试光路时不能用眼睛直视激光束,以免造成视网膜永久损伤。

3. 严格遵守暗房操作规程。

**［思考题］**

1. 全息照相与普通照相有何区别?

2. 再现时,用什么方法可以看到实像?

3. 把全息照片打碎了,为何每一碎片仍能再现物体的全貌?

**［预习要求］**

1. 为了拍摄出一张质量好的全息图,实验中主要应注意哪些问题?

2. 拍摄一张高质量的全息照片应具备哪些基本条件?

3. 如何调整好全息照相的光路?